乳酸菌と食物繊維が腸を壊す

宇野良治

JN047831

宝島社新書

はじめに～これは、あなたの明日の話である～

今、この日本の中で便秘や下痢のために、学校や会社に行くことができない人がたくさんいます。腹痛や腹部不快感だけでなく、便失禁や放屁（オナラが出ること）が心配で、家から出ることができないのです。

通学や通勤だけではありません。お腹の具合の悪さから好きになった異性や友人と長時間一緒に過ごせない人もいます。その理由を話すことができないため、SNSでしかつながることができません。

悩んだ末に病院に行きます。しかし、病院で検査をしても異常はなく、「過敏性腸症候群でしょう」と言われ、便の硬さや腸の運動を調整する薬が処方されます。その薬が効かないと言うと、「精神的な影響でしょう」と精神安定剤や抗うつ剤が処方されます。

心を病んでいると思い込み、勇気も自信もなくなっていきます。気が付くといつも1人です。「過敏性腸症候群」の日本人の有病率は10％以上。だから、あなたの周りに必ずいます。そして、あなたの明日からの話かもしれません。

「過敏性腸症候群」は英語ではIrritable Bowel Syndrome、略してＩＢＳ（アイ・ビー・エス）と言います。20〜30歳代で増加する病気です。男女比は女性の方が1・6倍多く、10代での発症も増加しています。

この病気の特徴は、不安・抑うつ・恐怖症・パニック発作などの精神症状を伴うことが多いことです。この病気に理解のない家族の場合、家の中でも孤立し、引きこもることもあります。

これまでＩＢＳは原因が不明だったため、心身症と扱われてきましたが、最近になって、腸内細菌叢のメタゲノム解析のエビデンスに基付いた、有効な食事療法の開発が進み、世界中のＩＢＳの人が苦難から解放されるようになりました。

しかし、日本でそれを根本的に理解するためには、日本人が金科玉条のごとく信じ切っている乳酸菌の善玉菌・悪玉菌説および体内で発酵する食物繊維の問題に対して、真正面から論破する必要があると感じたのです。

ＩＢＳには乳酸菌が深く関わっています。最新の研究で、ＩＢＳの原因は、お腹の中で起きる異常な発酵であることがわかってきました。そして、その発酵を起こすのが、乳酸菌なのです。

お腹に良いとされる善玉菌・悪玉菌説を検証していくと、乳酸菌の悪い面が見えてきました。乳酸菌は、ＩＢＳを引き起こすだけではなく、ガン細胞が増えやすい環境を作ったり、自閉症などの脳の病気にも関係しているのです。

お腹の健康と言えば、胃ガン防止として進められてきたピロリ菌の除菌にも、問題があることがわかってきました。その解説もします。

ＩＢＳを治すには、欧米で進んでいる食事療法が役立ちます。乳酸菌を増やさないように、乳酸菌のエサになる糖や食物繊維を減らす食事療法も紹介します。

この本を最後まで読んだ時、これまでと違ったあなたが見付かるでしょう。あなたはＩＢＳから解放され、ＩＢＳを予防することができるようになるのです。

２０２２年９月

宇野良治

目次

第二章　宿便はありません！　腸の常識・非常識 49

第五章　欧米では常識！　腸を治す最新食事事情

第六章　低フォドマップ食で腸を治す　183

第一章　過敏性腸症候群（ＩＢＳ）は難治性の病気です

女性に多い過敏性腸症候群（ＩＢＳ）

オナラはちょっとした笑いの小ネタですよね。昔はブーブークッションというオモチャがあって、クッションの下に仕掛けが隠されているのを知らずに、椅子に座るとブーブーとオナラのような音がしました。それでみんなが笑ったという、良い時代です。今でも子どもたちは、大人がオナラをする真似をするとゲラゲラ笑いますし、コントでもオナラのネタは飽きられずに使われます。

しかしこれが病気となれば、話は別です。想像してみてください。オナラが止まらなくなったらどうでしょうか？　会社でも学校でも大事な会議でも、静かな狭い場所でオナラが止まらない。とても笑えるような話ではなくなります。

オナラだけではありません。腸自体の活動がおかしくなっているので、食事をするとお腹が痛くなり下痢をする。いつもお腹が張っている。何かの拍子に漏らしてしまう。こうなると深刻です。勉強にも試験にも仕事にも影響が出ます。こうした症状が過敏性腸症候群（ＩＢＳ）です。

男性も大変ですが、女性は本当に大変です。特に思春期の女性は、学校でいじめに遭うこともあり、深刻な影響があります。

過敏性腸症候群（以下ＩＢＳ）の診断は、国際基準のローマ基準が使われます。

世界の消化器系専門医からなるローマ委員会が、２００６年にＩＢＳの診断基準を発表しました。それがローマⅢ基準です[1]。ローマⅢ基準によれば、ＩＢＳかどうかは以下の症状で判断されます。


最近３カ月の間に、月に３日以上にわたってお腹の痛みや不快感が繰り返し起こり、後述の２項目以上の特徴を示す。

1. 排便によって症状がやわらぐ
2. 症状とともに排便の回数が変わる（増えたり減ったりする）
3. 症状とともに便の形状（外観）が変わる（軟らかくなったり硬くなったりする）

なお、2016年に新しいローマⅣの診断基準が公開されましたが、東アジアに多い腹部不快感は削除されたため、アジアではローマⅢ基準を採用すべきとされています。[2]

日本消化器病学会のガイドラインによれば[3]、日本のIBS患者は人口の約10～15％と言われています。日本の場合、当人が自覚しているかどうかはともかくとして、1000万人前後がIBSに悩まされています。男性よりも女性の患者が多く、年齢とともに有病率は低下します。

だんだんと、原因はわかってきましたが、いまだに議論されている状況です。同ガイドラインによれば、**「ストレスによって不安状態になると、腸の収縮運動が激しくなり、また、痛みを感じやすい知覚過敏状態」**になり、IBS患者は**「弱い刺激で腹痛」**が起きます。

いつもお腹の調子が悪い、ご飯の後にすぐにお腹が痛くなってトイレに行ってしまう、オナラが出そうで満員電車やエレベーターに乗れない、そういう人はIBS

の可能性があります。

18~19ページに簡単なチェック表を作りました。お腹の感じがおかしいな? と思ったら、思い当たることがないかチェックしてください。

野菜や乳酸菌がお腹に悪い?

私は内科医ですが、私自身、IBS患者です。

今から20年くらい前でしょうか、それまで何ともなかったのに、キシリトール入りのガムを食べるようになってからお腹の調子が悪くなりました。ガスだらけになって排便障害をきたすようになったのです。

ガムを食べるのをやめ、腸の薬を飲み始めましたが、まったく効きません。何カ月経っても腸の状態が改善しないのです。

なぜ自分のお腹が痛くなるのか、当時はわかりませんでした。お腹の左下のS状結腸のところが固くなる。固くなって管みたいになって、そこがすごく痛くなります。腸の右側にガスが溜まり、左側は痙攣している典型的なIBSです。そんな病

●過敏性腸症候群の大腸

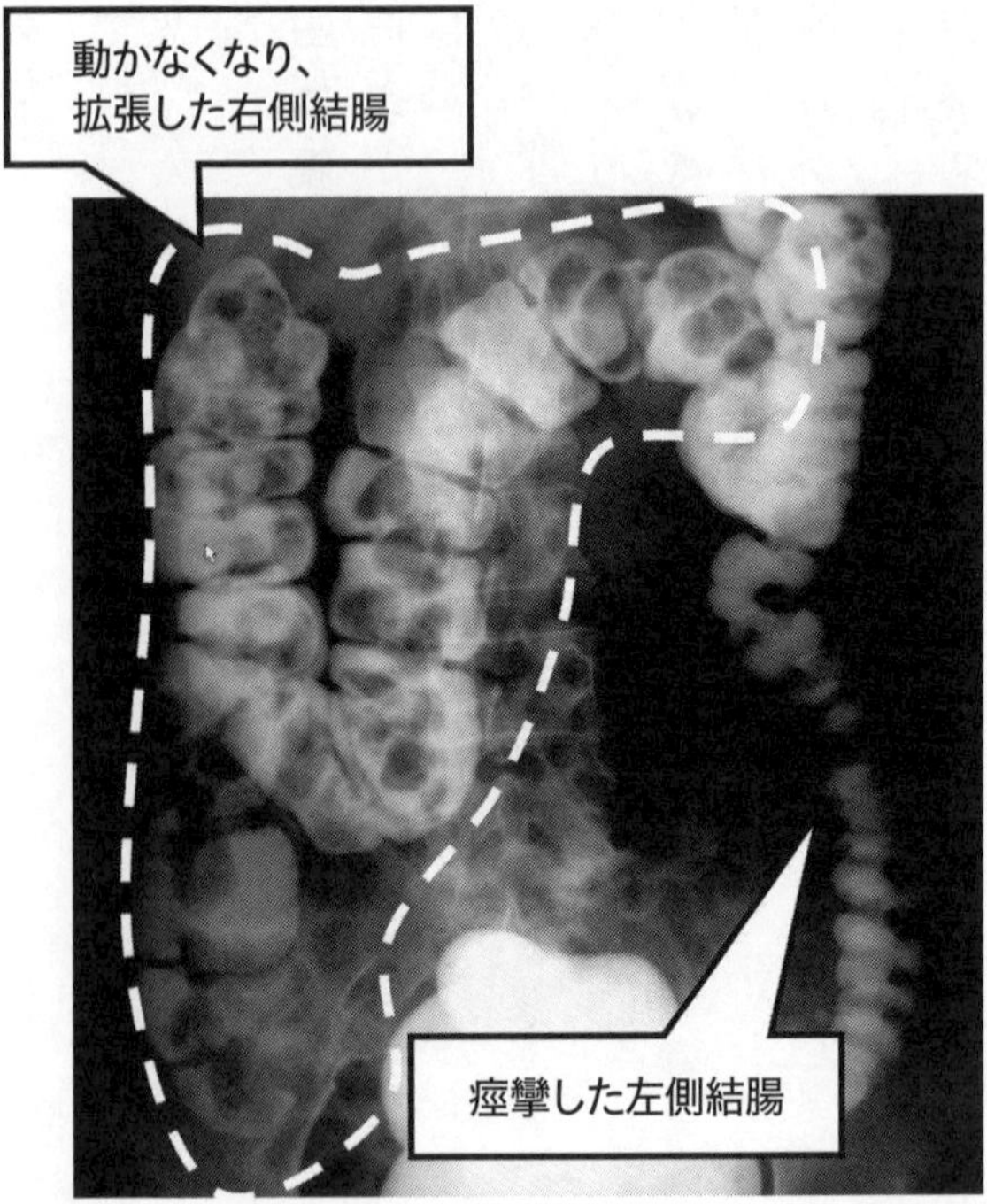

右側結腸は拡張しているが、左側結腸が過剰に収縮するため、お腹が張っても排便困難となる

状が続き、痛いし苦しいし、人に会うこともできません。しかも私は医者なのに、自分がなぜ、そうなるのかがわからなかったのです。

内科医として、多くのIBSの人たちを診てきて気が付いたのは、便通障害のある人が野菜を毎日たくさん食べていることでした。

一般的に便通異常のある場合、食物繊維をたくさん食べるように指導されます。腸内細菌のうち、善玉菌と呼ばれるビフィズス菌や乳酸菌を増やし、便通を良くするためです。しかし、患者さんの中にはメカブばかりを食べていて、内視鏡で腸を見たらメカブだらけになって詰まっている人もいました。

もしかして、**食物繊維は腸に良くない**のではないか？

さらに、テレビや雑誌では乳酸菌はお腹に良いと宣伝しています。しかし私はこれも疑うようになりました。目に付く文献を読むと、乳酸菌が腸内環境を整え、IBSを改善すると書いてあります。私は医者なので、そうした学術文献は信じます。しかし、治らないのです。私の患者さんにも乳酸菌飲料やヨーグルトをたくさん摂る人がいましたが、良くなったという人が全然いません。

５項目以上チェックされた方は、以下の症状があるかどうかもチェックしてください。

●当てはまればチェック！

□　1.腹痛や腹部に不快感が繰り返し起こる
□　2.週１回以上、もしくは定期的に便秘になる
□　3.週１回以上、もしくは定期的に下痢になる
□　4.頭がモヤモヤする
□　5.気分が低下し、意欲が起きない
□　6.よく眠れない

１と２または３が、３カ月以上続いている場合は機能性腸疾患（一般的な便秘や下痢）の恐れがあり、さらに腹痛があれば、ＩＢＳの可能性が高くなります。

4、5、6はＩＢＳによく見られる症状です。また1、2、3の症状がある場合、ない人に比べ、大腸ガンのリスクが高いという報告があります。大腸検査でガンや炎症がない場合はＩＢＳと診断されます。

より詳しいことは、専門医に相談されることをお勧めします。ホームページなどで確認し、低フォドマップ食に理解のある医師を選びましょう。

お腹の調子が良くないけど、これってＩＢＳ？
あなたのお腹をチェック！

ＩＢＳの疑いがあるかどうか、チェックシートを作りました。ペンを片手に、ご自分で思い当たることがあれば、チェックしてみましょう。

５項目以上にチェックがあるとＩＢＳが強く疑われます。さらにチェック項目を見てください。1から6にチェックがある人は下痢型ＩＢＳの可能性があります。7から12にチェックがあれば便秘型、13は混合型です。14〜16はＩＢＳに共通する症状です。

●当てはまればチェック！

☐ 1.牛乳・乳製品を摂取後、必ず下痢をする
☐ 2.時々、左の下腹が痛い
☐ 3.イチゴ、リンゴ、ミカンを食べた後、下痢や腹痛がある
☐ 4.通勤中に２回以上何度もトイレ（大）に行く
☐ 5.トイレ（大）の前に必ずお腹が痛い
☐ 6.昼食後、同じ時間に下痢をする
☐ 7.パンやうどん、パスタの食後、しばらくしてお腹が張る
☐ 8.オナラが止まらないことがある
☐ 9.お腹が張っているのにトイレ（大）に行ってもスッキリしない
☐ 10.週に１回は浣腸をする
☐ 11.便が出ないと左の胸や背中が痛くなる
☐ 12.食後にお腹がグルグル鳴る
☐ 13.便秘なのにお腹を壊しやすい
☐ 14.下剤を飲むと激しい腹痛になる
☐ 15.お腹の具合が悪くて学校や仕事へ行けないことがあった
☐ 16.お腹がスッキリしないと気分が落ち込む

便秘の時にヨーグルトを食べると良くなると言われます。お腹にとって良い菌、善玉菌がヨーグルトにはたくさん含まれているからだそうです。整腸剤としてヨーグルトを食べて、お腹の調子を整えるわけですね。お医者さんから渡される整腸剤にもビフィズス菌や乳酸菌が入っています。

だから疑うことなく摂っていたのですが、いくら何でもこれはおかしいと思い、詳しく調べ始めました。

善玉菌は本当に善玉なのか？

善玉菌というのは農学博士の光岡知足《ともたり》氏（故人）が作った言葉です。[4] 1984年に、光岡氏は腸内細菌を糞便に含まれる数で大きく3つに分けました。[5] 人間と共生関係にある善玉菌、悪玉菌、それ以下が病原菌です。

善玉菌というのは割合が多くて数が豊富な、常在菌を示すものだと光岡氏は定義しました。一方で悪玉菌は数が少ないのですが、影響力があり、増えると調子を悪くします。

●この仮説は正しいのか？

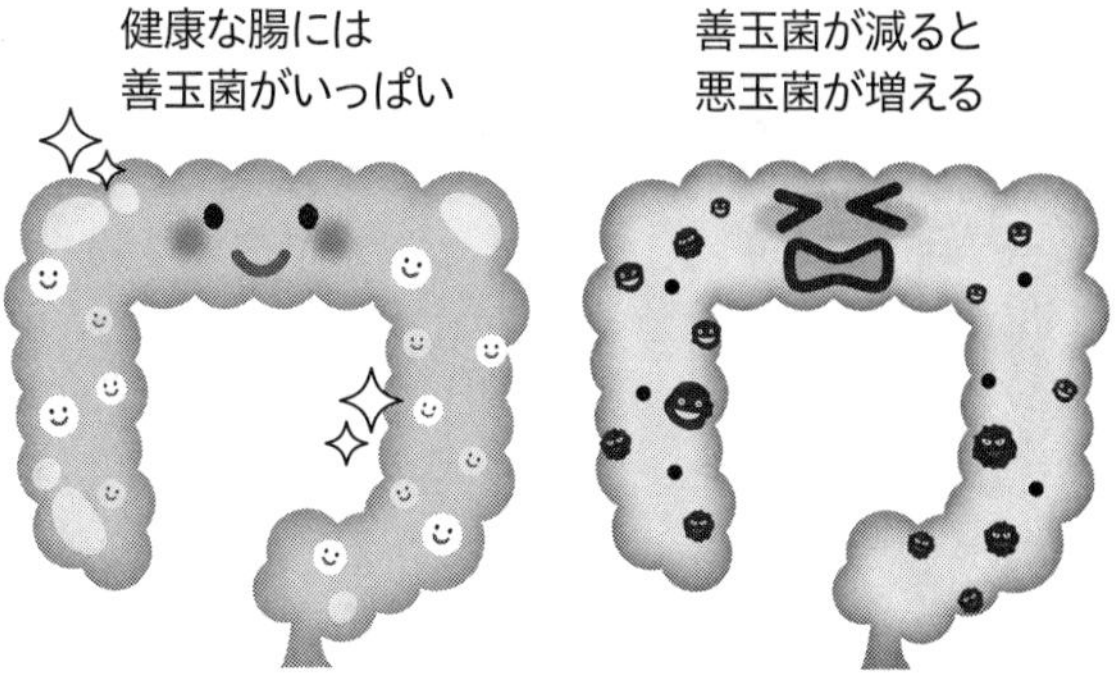
健康な腸には
善玉菌がいっぱい
善玉菌が減ると
悪玉菌が増える

腸の中に善玉菌が多いと健康、悪玉菌が増えると病気に？　昔から言われてきた善玉菌・悪玉菌の話は本当なのか？

乳酸菌は善玉菌と言われます。善玉菌は腸内で数（割合）が多い菌のことを指すので、乳酸菌も数が多いと思うかもしれません。ところが、乳酸菌の中で最も使用される乳酸桿《かん》菌が腸内細菌全体で占める割合は、ヒトでは0・1％[6]以下、ほとんど0％で、きわめて少数派でした。

光岡氏も1984年の論文では、悪玉菌と善玉菌の境界線に乳酸桿菌を位置付けています[5]。当時の光岡氏は、**乳酸桿菌は弱い悪玉菌**だから、あまりお腹の中で増えない方がいいだろうと考えていたことになります。

そして、光岡氏の分類を裏付けるように、乳酸菌の代表的な乳酸桿菌だけでも、多数の感染症が報告されています。2015年に発表された論文によれば、1990〜2000年の間に乳酸桿菌による感染症のあった89人の患者が、敗血症や歯槽膿漏、心内膜炎、腹膜炎、腎臓炎などを起こしていたのです。[7] 特に基礎疾患があり、ガンや肝硬変などで免疫力が低下した人たちの間で乳酸菌の感染を引き起こしやすいという事実は、乳酸菌が免疫力を高めるという理論と相反するエビデンスです。

毒にも薬にもなるという言い回しがありますが、多すぎる乳酸菌は、実は体には害となるのではないか？

IBSの原因

ＩＢＳは国が定める難病ではありませんが、原因が特定されておらず、非常に治りにくい病気です。下痢型と便秘型、混合型の主に3種類があります(正確には分類不能型もある)。腸の中で異常な発酵が起き、便通に異常が起きて腹部が痛くなります。

原因はわかっていませんが、多くの仮説はあります。従来、一番メジャーな説が前述の善玉菌・悪玉菌説です。この説では、善玉菌は悪玉菌の増殖を抑え、腸内細菌のバランスを正常化する菌です。そこで善玉菌を増やす＝ビフィズス菌や乳酸菌を摂取することが勧められてきたのです。

とてもわかりやすいし、納得しやすい考え方です。ＩＢＳの治療法として、ヨーグルトや乳酸菌製剤を飲んだり、ビフィズス菌や乳酸菌がエサとして利用する繊維質を摂りましょうというのが標準的に行われていました。私もそれを信じて、自分自身にも患者さんにも治療として行っていました。

大腸菌のような軽度の病原性細菌に感染した場合、ビフィズス菌や乳酸菌を投与する治療は正しいと思います。またＩＢＳではなく、暴飲暴食や寝不足などのちょっとした不調で便秘や下痢になった人が、ヨーグルトなどを摂ることで腸の活動を改善させることは一般的で正しいと考えます。しかしＩＢＳ患者にとって、ビフィズス菌や乳酸菌の投与は病状を悪化させるだけです。

そもそも論ではありますが、善玉菌・悪玉菌説ではビフィズス菌や乳酸菌が減って悪玉菌が増えたためにＩＢＳを発症するというのが前提なのですが、実際には、ＩＢＳ患者は一般の人よりも乳酸菌が多く、ビフィズス菌は多かったり少なかったりと個々人でバラバラなのです。つまり、仮説の前提が崩れているのです。

また私がキシリトールガムを食べたことでＩＢＳになってしまったように、腸内細菌のバランスが一度狂ってしまうと、ただのお腹の不調が慢性化し、ＩＢＳになってしまう可能性もあります。

食べ物としてヨーグルトや乳酸菌飲料を楽しむのならともかく、薬のように活用し、毎日大量に摂ることはやめるべきだと、内科医でありＩＢＳ患者でもある私は強く思います。

また、症状を見る限り、ＩＢＳは内科、特に消化器系の専門医の診療を受けるべき病気に思われます。しかし、心療内科から抗うつ剤が処方される例が非常に多く見受けられます。日本消化器病学会のガイドラインにも「ＩＢＳ患者においては、ストレス負荷と消化器症状悪化の相関係数が健常者より高い」と書かれています。[3]

ストレスでＩＢＳは悪化するというのです。

精神的な原因でＩＢＳが起きるというのは、どういうことなのでしょうか？　なぜそのように考えられているのでしょうか。

精神的な影響が腸の活動を妨げることは以前からわかっています。緊張するとお腹が痛くなったり、吐き気がした経験は誰でもあるでしょう。ＩＢＳもそうした心の影響で起きる病気だと考えられたのです。

もし原因がストレスなら、ストレスがなければＩＢＳは発症しないことになります。私はキシリトールガムがきっかけでＩＢＳを発症しましたが、私にとってキシリトールガムがストレスだったということでしょうか？

私はそうではないと考えます。ストレスでＩＢＳが起きるのではありません。ＩＢＳがストレスになり、ストレスの影響を受けやすくなるのです。

うつ病の人は便秘になる

少し歴史を遡ってみましょう。

１８７１年、アメリカ南北戦争時代には、ＩＢＳは粘液性腸炎と呼ばれていました（現在でも粘液排泄を主とする下痢型ＩＢＳ患者はいます）。１９００年にドイツでレントゲン線が発見され、バリウムを使って消化管の様子を観察できるようになり、さまざまな疾患で腸の形態が異常を起こしていることが明らかとなります。

便秘の人は腸が拡張しています。下痢型の人は特に異常はないように見えますが、レントゲンで見ると大腸が痙攣している。そしてヒステリーの人は下痢になりやすく、うつ病の人は便秘になる。この当時から、精神疾患とＩＢＳは関係付けられていました。

１９２９年、正式にＩＢＳと命名されます。１９５６年に発表された日本の論文「大腸機能異常により見た便秘と下痢」（『治療』第38巻第7号・昭和31年7月）には、大腸の不調を指して、「被験者が怒り、敵意・不安等の状態になった時にはこれらの機能が亢進《こうしん》し、恐怖とか絶望・抑うつの状態では機能が低下した」と書かれています。[8] 大腸の不調は心の問題だと説明しているわけです。また、「患者の精神状態を知るには、顔の表情をみるよりはレントゲンで大腸の動きを観察した方がよくわかる」とも書いてあります。

1969年に、IBSが「過敏性腸症候群」と日本語に訳されました。

1975年、日本心身医学会が発足します。治らない原因不明の症状を心身症として対応する現在の体制ができ上がります。IBS以外にも、難治性胃潰瘍、喘息、アレルギー、アトピー、術後後遺症などが心身症として扱われるようになりました。

1981年の内科の教科書でも、IBSのページには、病因は「うつ状態に伴う自律神経失調」「ヒステリー性格を基盤とした転換反応(性格心身症)」「未熟な性格に加わった暗示」などと書かれています。[9]

IBSは精神的なものだというのは古い概念ですが、教科書に載るほど浸透していたわけです。歴史的にはその当時は正しかったのだと思います。

こうした経緯があるため、IBSは今でも精神疾患の一種として扱われるわけです。特に年齢が高いお医者さんは患者本人のせいにしてしまいがちです。

1991年の「オメプラール」の発売により、難治性潰瘍は薬で劇的に治るようになりました。胃潰瘍もピロリ菌が原因とわかり、心身症から外されます。

つまりこうした病気は心身症と言われていましたが、原因がわからないから心身症にされていただけです。ＩＢＳも将来、心身症から外されるかもしれません。

ＩＢＳと腸内細菌

では、ストレスでなければ、ＩＢＳを引き起こす原因は何でしょうか。

原因は腸内細菌叢のバランスです。健常者とＩＢＳ患者の腸内細菌叢を比べると、菌の種類が違っていることがわかっています。健常者に比べ、ＩＢＳ患者の腸ではファーミキューテス門（門というのは生物を分類する時の大きな分け方です）が、1・2〜3・5倍と非常に多いのです[10]。ファーミキューテス門の細菌には、乳酸菌（乳酸桿菌やレンサ球菌など）やクロストリジウム菌などが含まれます。ファーミキューテス門は男性よりも女性に多く、特に女性では加齢によって増加します[11]。その他では、女性で多かったのは後述するアッカーマンシア菌（菜食で増えるウェルコミクロビウム門の細菌）です[11]。

腸内細菌叢のバランスが崩れることをDysbiosis＝ディスバイオーシス（日本語で訳すとすれば、腸内細菌叢失調）と言いますが、ＩＢＳは健常者と比して約5倍

（73％）の人がディスバイオーシスを生じています。[12] その結果として、腸内で異常発酵を生じる細菌が増加します。

腸内細菌のバランスが崩れるのは腸内のｐＨ値が低くなる＝酸性に傾くことでも起こります。より酸性傾向を好む乳酸菌などが増加するからです。通常の人よりもＩＢＳ患者はｐＨ値が低いことがわかっています。[13] ｐＨ値が低いと、奥の方の腸（盲腸）が動かなくなり、お尻の近くの腸（下行結腸やＳ状結腸）が痙攣します。[14] そのため、お腹が張って、便を出そうとしてもなかなか出ないのがＩＢＳの特徴ですが、それにはｐＨ値が関係しているのです。

善玉菌・悪玉菌説では、腸内が酸性に傾くことは良いことだと考えられています。腸内にビフィズス菌や乳酸菌などの善玉菌が増えると、ｐＨ値は酸性に傾きます。酢酸など腸の栄養となる物質が作られ、腸のぜん動運動が促進されます。結果として便秘など腸の不調が治るというのが、善玉菌を摂ることが勧められる理由です。赤ちゃんの腸内ｐＨ値は大人に比べて低く、酸性度が高くなっていることが、酸性の腸が健康であることの証のように言われます。

● 便および腸内のpH値

（※光岡知足氏の善玉菌・悪玉菌のpHの考え方）

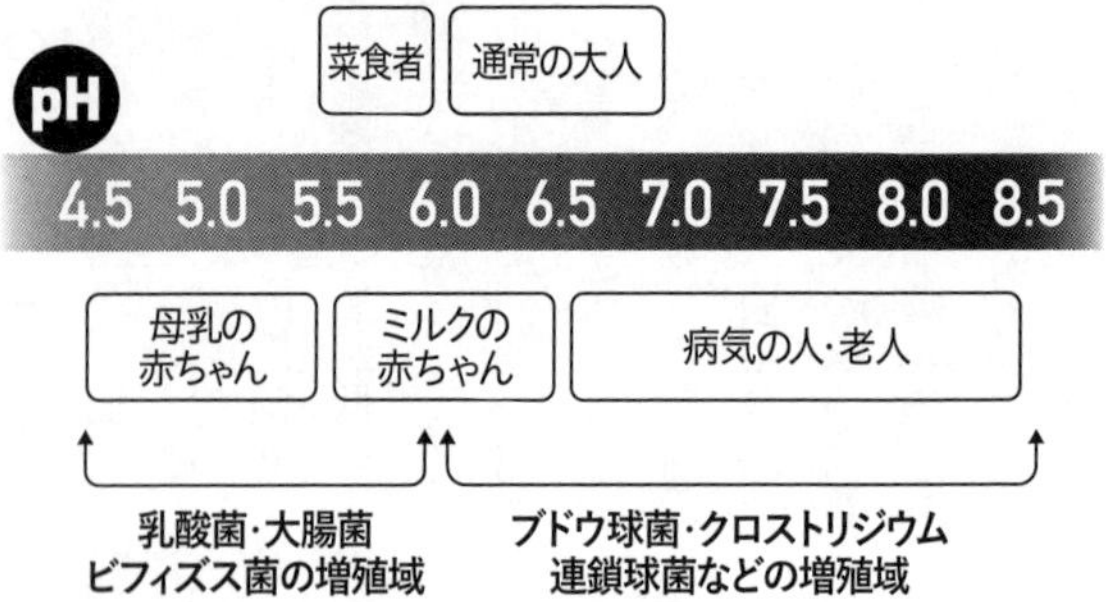

赤ちゃんの腸は弱酸性に保たれているが、加齢とともにアルカリ性に傾き、ブドウ球菌などの病原菌も増える。そこから赤ちゃんの腸＝弱酸性〜酸性が健康と言われてきたが、間違いだった

しかし、これは赤ちゃんの腸をベストとした場合の話にすぎません。たしかに、実験動物のマウスには当てはまりますが、赤ちゃんではない人間には当てはまりません。

腸内が酸性化すると、成人の大腸の左半分は動きます。しかし盲腸を含む右半分がガスで膨張し、動かなくなるのです。同時に左右の内腔の差によって圧力変動を生じ、物理学的にも拡張した右側の内圧が上昇してさらに拡張してガスが閉じ込められます[15][16]。

善玉菌の働きで腸の動きが活発化するというのは、マウスのような実験動物では正しいし、健康な人の腸でも善玉菌によって活発化します。しかし、人口の1割前後いるIBSの人たちにとっては、善玉菌を摂ることは腸の働きに不利益となる可能性があるのです。

「腸活」とか「菌活」とかでお腹の中で発酵する食べ物をたくさん食べた後、お腹が張っているけれど、途中で詰まっている感じで、ウンチもオナラも出なくなる人が10人に1人はいるはずです。

腸を弱くする食物繊維の罪

ＩＢＳの症状にアトニーがあります。腸の運動が悪くなって腸の筋肉が弛緩する不健康な状態のことです。

大腸のアトニーは弛緩性便秘を意味し、大腸を動かす筋肉が薄くなって腸が拡張し、頑固な便秘が起こります。私の経験では、慢性便秘の中で、アトニーによる便秘の人は2割ぐらいでした。こういう人が発酵食品を食べると、どんどんお腹が張って、病状が悪化し、下剤を常用するようになります。そして、下剤の量が増えて最終的に下剤中毒にもなりかねません。

アトニーは腸だけではなく、胃でも起こります。胃下垂というのが胃のアトニーです。なぜか、やせ型の女性に多く、大腸も下垂していて便秘になっています。

アトニーの原因は、食物繊維と関係があります。

胃で消化されない食物繊維は、腸に行きますが、そのままでは栄養になりません。腸は食物繊維を消化できないからです。そこで腸内細菌の出番です。腸内細菌が食物繊維を食べて、短鎖脂肪酸を作り出します。短鎖脂肪酸は、名前の通りに脂肪の一種で、腸管上皮細胞という腸の内側で働く細胞の栄養源となります。腸に短鎖脂肪酸が十分に行き渡っていれば、腸の粘膜が厚く健康になるのです。

この粘膜が少なくなり、腸壁が薄く元気を失うのが、アトニーです。なぜ、腸は短鎖脂肪酸が作られやすい環境にあるのに、元気がなくなってしまうのでしょうか。

実は、食物繊維を食べた腸内細菌が作るのは、短鎖脂肪酸だけではありません。

１９９８年に、明治乳業株式会社・栄養科学研究所が『日本食物繊維誌』（１９９８年 No.1 Vol.2）に掲載した「大腸内細菌の代謝と代謝産物の作用」には、短鎖脂肪酸の働きを認めつつも、難消化性の繊維質を大量に摂るなど「大腸で急激な発酵が進むような状況」では、繊維の分解過程でコハク酸や乳酸などが大量に作られるとあります。

このような反応がアトニーに関係しているかもしれません。多すぎる繊維質、中でも消化しにくい繊維質が多いと問題が起きます。

厚生労働省が発行している、2020年版『日本人の食事摂取基準』によれば、1日に推奨される食物繊維の摂取量は、成人女性18g以上、成人男性21g以上でした。これを野菜に換算すると300〜500gになります。これは相当に多く、平均的に日本人は摂取できていません。だから野菜の摂りすぎが起きることはあまりありませんが、例外があります。ダイエットです。ダイエットをすると野菜を大量に食べるので、アトニーの可能性が高まります。

2014年に、便秘の患者14人を対象として行った私の実験では、ラクツロース10gを飲んだ後に、胃の空気が30分で急増した(小腸はガスに変化なし)のは、2人(14%)でした。[7] 胃の中にも大量の乳酸菌など、発酵菌を持っている人がいるという証拠です。もしかしたら、そういう人がアトニーになっているのではないかと思います。

ＩＢＳ研究の第一人者として知られる、東北大学の福土審《ふくどしん》教授の研究によれば、日本のＩＢＳ患者の腸内には乳酸桿菌とベイロネラ菌が多いそうです。[18][19] ベイロネラ菌は乳酸から酢酸、プロピオン酸という短鎖脂肪酸を作ります。短鎖脂肪酸はすべてが良いわけではなく、この2つの短鎖脂肪酸は強力な酸性で、腸の環境を酸性にし、良い脂肪酸を作る邪魔をします。

人それぞれ腸内細菌は違うため、腸内細菌に合った食生活が必要なのです。

ＩＢＳが異常に痛い理由

便通の異常がある場合、腹痛や腹部不快感がないと便秘でも下痢でも機能性腸疾患と呼び、便秘なら下剤、下痢なら下痢止めのように一般的な治療が行われます。腹痛や腹部不快感を伴うとＩＢＳと診断されます。

大腸のガスが多くても便秘や腹痛もなく、ただ腹部膨満だけある、機能性腹部膨満症という人もいます。それとは逆に、腸が過敏になった場合（内臓過敏症）は、わずかなガスでも痛みを感じます。少しの腸内発酵でも激痛を感じるようです。

二十数年前、大学病院に勤務していた時のことです。私はまだＩＢＳにかかっておらず、知識も不十分でした。そのＩＢＳ患者は若い女性でした。左上腹部が時々激しく痛くなり、救急車で何度も運ばれていましたが、大腸検査を含め検査では異常が見付かりませんでした。だんだんと自分で歩行することもできなくなり、他県から紹介され、車いすで大学病院に入院、私の所属していた消化管グループの管轄となりました。

入院してからすぐに腹痛があるとのことで、腹部レントゲン写真を撮影するとたしかに腸内にガスがありましたが、わずかでした。グループ長は、「こんなガスで痛いわけがない。精神病だ」と言い放ち、それでも痛がるので、グループ長が不在の間、私は内視鏡の要領で、その部位に細いチューブを挿入して、ガスが溜まらないようにしてみました。すると症状がなくなり、歩行もできるようになったのです。

それを知ったグループ長は憤慨し、その患者をすぐに退院させました。そして、ああいう患者に関わるな、とさんざん怒られました。今思えば、その患者は**強い内臓過敏症のＩＢＳ**だったのでしょう。

腹痛には、腸の酸性度が関与しています。腸内が酸性に傾くとディスバイオーシスによって腸粘膜の透過性が亢進して病原体が侵入しやすくなります。その結果、粘膜に炎症を引き起こし内臓過敏症が誘発されます[20]。

また、過発酵による腸管の異常拡張や収縮は腸の虚血を引き起こし、肥満細胞の増加と活性化を誘導します。それによって肥満細胞からヒスタミンなどの化学物質（メディエーター）が大量に分泌されます。メディエーターは神経を刺激するため、少しの刺激でお腹が痛くなります。

腹痛の原因として浮上したＴＲＰＶ1

ＩＢＳの患者さんの中には、ものすごく痛みに敏感で、腹痛に苦しめられている人がいます。痛みの違いには、ＴＲＰＶ1という名前の痛みの神経が関わっているようです。唐辛子やマスタードの辛さは、本当は痛みだという話を聞いたことがありませんか？　あの辛さを伝える神経が、ＴＲＰＶ１です（余談ですが、発見者は２０２１年のノーベル医学・生理学賞を受賞しました）。

腸の中が酸性に傾くと、肥満細胞が活性化されて、ヒスタミンなどのアレルギー物質や痛覚刺激物質が増加します。これはこれで大変に痛くなるのですが、それをさらに痛くするのがＴＲＰＶ１です。

ＴＲＰＶ１は温度（43度Ｃ以上）や酸性度（ｐＨ値６・５以下）、肥満細胞から放出される化学物質のメディエーターに刺激されて活性化します。辛い物を食べたら、反射的に冷たいものを飲むのは、口の中の温度を下げて、ＴＲＰＶ１の働きを鈍くするためだったのです。

辛いカレーを食べて、お腹が痛くなることはありませんか？　あの腹痛もＴＲＰＶ１の働きです。辛み成分のカプサイシンが入ってきたことで、ＴＲＰＶ１が活性化され、遠位結腸が過剰に動き出して収縮し、痛みを感じます。痛みに敏感になっているＩＢＳ患者のお腹の中では、ＴＲＰＶ１が働きすぎているのでしょう。辛いスパイスはＴＲＰＶ１を増加させ、内臓過敏症を誘発する危険があるので、お腹が弱い人はスパイシーな料理は避けた方がいいでしょう。

ＴＲＰＶ１が原因の痛みを避けるには、辛いスパイスを食べない以外に、ＴＲＰＶ１のスイッチが入らないように、腸内をアルカリ性に保つ食生活が大事です。繊維質や糖分が多い食事をすると腸で異常発酵が起こります。ガスが増えるとともに短鎖脂肪酸が増加して、腸内環境が悪化します。さらに腸内が酸性に傾くことで、ＴＲＰＶ１が活性化します。ＩＢＳや予備軍の方は、腸内細菌が異常発酵を起こさないように、彼らのエサとなる糖類などをカットした食事（詳しくは第６章で説明）に切り替える必要があります。

ＴＲＰＶ１の拮抗剤で、内臓過敏症が抑制されることもわかっています。あまりにもひどいお腹の痛みには、ＴＲＰＶ１拮抗剤が必要かもしれません。

お腹の痛みがなぜ発生するのかを、まとめましょう。

腹痛は発酵菌が発酵性糖質を発酵させることによって腸管の虚血を引き起こし、短鎖脂肪酸の産生によって弱酸性化となります。虚血は肥満細胞の増加と活性化によって痛みのメディエーターを作り出します。虚血と酸化はディスバイオーシスを引き起こすとともに、粘膜バリアを弱め、粘膜の炎症を導き、痛みを助長します。さらに弱酸性によってTRPV1も活性化され、激しい内臓過敏症を引き起こすと考えられるのです。この腹痛のドミノを倒さないようにするためには食生活を見直し、腸内環境を非発酵性環境に変える必要があります。

善玉菌がIBSを悪化させる危険がある

結局のところ、ストレス説も善玉菌・悪玉菌説も、IBSを悪化させるだけだということがわかっていただけたでしょうか。

腸内環境を語る上で、善玉菌・悪玉菌説は正しいように思えません。

20世紀には、腸内細菌はもっと種類が少ないと思われていました。せいぜい腸内細菌の種類は100種類程度と考えられていたので、ざっくり善玉菌と悪玉菌に分けて考えるのも、やむを得なかったのだと思います。お腹の調子の悪い人は、腸内にビフィズス菌、乳酸桿菌が少ないので、増やすような発酵食品を食べたり、直接飲んで増やしましょうというわけです[4]。

ところが最近の遺伝子解析の結果、ＩＢＳではビフィズス菌は増えたり減ったりしていましたが、乳酸菌（乳酸桿菌科、レンサ球菌科、エンテロコッカス科）が常に増加していました。

善玉菌・悪玉菌説では、善玉菌は便通を改善するはずです。便通異常は腹痛（腹部不快を含む）があるのかないのかで分かれ、腹痛がある人の中には、便秘も下痢も入ります。腹痛がない場合は機能性の便秘や下痢で、その両方に善玉菌が効くと言われてきたわけです。

その善玉菌・悪玉菌説の流れを踏まえて、ほとんど消化されない繊維質の食品が低カロリーであり、血糖値の上昇を抑えてダイエットに良い食品だと言われています。

血糖値の上昇を緩やかにすると、空腹になるまでの時間が長くなり、精神も安定するという話は、みなさんも聞いたことがあると思います。それ自体は間違っていませんし、胃腸が強い人にはダイエットに良いのだろうと思いますが、私のようにＩＢＳを患っていると、ちょっと待ってくれという気持ちになります。

また、オリゴ糖などの消化しにくい糖類を食べれば、ビフィズス菌のエサとなって、腸内環境が良くなると思われていましたが、これもＩＢＳには良くありません。

食物繊維で便秘になる腸がある！

２０２１年に、滋賀医科大学のチームが、機能性便秘（腸管が緩んで起きる一般的な便秘）の人の腸内細菌を詳細に調べました[25]。普通の人と機能性便秘の人では腸内細菌の種類が違っていました。注目すべきは、アリスティペス菌という、食物繊維をエサにして増える菌が明らかに多かったことでした。

アリスティペス菌は厄介な菌で、食物繊維を食べるとコハク酸などを増やし、酸性度を高めて腸の動きを止める菌です。しかも、この菌は不溶性食物繊維であるセルロースによって増加します。

つまり、アリスティペス菌が多く便秘になっている人が、お通じを良くしようと食物繊維を摂ると、さらに便秘が進むという非常識なことが起きるのです。

便秘や下痢が続いて病院へ行くと、ビフィズス菌製剤や乳酸菌製剤を出され、繊維質の食べ物を摂るように言われるでしょう。こうした治療は症状が軽い人には有効ですが、慢性化している人には、ほぼ意味がありません。

便秘の患者さんを診察すると、野菜をいっぱい食べている人が、お腹がパンパンに張って便秘になっています。1日に野菜を350g食べましょうという指標がありますが、それを信じて**野菜をたくさん食べ、そのせいで便秘が悪化している**人がいるかもしれません。

食物繊維はセルロース、ヘミセルロース、ペクチン、グァーガムなどの植物細胞壁物質を指します。これらは小腸で分解されません。そして人間の腸内細菌叢がセルロースなどを発酵するのに適応していないため、そのまま便に排泄されると言われてきました。そのため、腸内を食物が通過する時間を短縮したり、腸の内容物の保水能力を高めたりするとして、セルロースなどが推奨されたのです。

ところが、セルロースなどの食物繊維が腸内で発酵するらしいことがわかってきました。2015年に、海外で小麦ふすまからのセルロースの34%が発酵しているという研究結果が出ています。[26] セルロースは人間にとって非発酵性の炭水化物ではないのではないか？

ということは、便秘の時には食物繊維を摂った方がいいという、これまでの常識は間違いだった可能性があります。食物繊維を摂ると便秘になるのです。セルロースは発酵しないから食べても毒にもならないし大丈夫だと言われてきましたが、発酵することがわかったら、話は変わります。3割以上が発酵して栄養源になるのであれば、過剰に野菜を摂るだけで太る原因にもなるのです。

菜食主義者で、やせているのに脂肪肝という人も実際にいます。不思議ですが、何ということはない、腸内細菌に発酵菌が多く、短鎖脂肪酸が大量に作られていたのです。

アリスティペス菌に関しては、これまで多くの保護的効果とともに、病原性も指摘されており、[27] アリスティペス菌がうつ病に関連しているという報告があります。[28] ノルウェーのヘドマーク大学の研究です。うつ病37人とうつ病ではない15人の間で糞便の細菌叢を16SrRNAで調べたところ、最もうつ病と相関していたのがアリスティペス菌でした。

すべての人が野菜を食べれば健康ということはないわけです。**過剰に野菜を食べることで、便秘になり、太ってしまい、うつ病になる**という、非常識なことが腸内細菌によって引き起こされるかもしれないのです。

食物繊維は便秘を悪化させる

私が診た便秘患者の多くは野菜や果物、海藻など食物繊維をたくさん食べても、かえって便秘が悪化していました。長い時間、大腸に食物繊維が停滞することによって食物繊維の発酵が増して、便秘が悪化します。

慢性便秘の人は、正常な便通の人と異なり、大腸の幅が広がっている人が多く見受けられます。腸が広がってしまう慢性便秘では、腸が食べ物を送り出す力が弱く、食物繊維の多い食事ではかえって詰まってしまう危険性があります。このような場合は食物繊維を増やすより、酸化マグネシウムなどで水分量を増やした方が有効なのです。

また一般的に食べても食べなくても、排便回数はあまり変わりません。つまり、多くを食べても排便の回数が増えないため過食すると、そのまま1日腸の中に便が詰まっているということです。健常者でもそのように腸に食べ物が滞留してしまいます。慢性便秘で腸が膨らんでいる人が便通を良くしようと繊維質を食べ過ぎると、どんどん詰まってしまい、さらに幅の広い大腸になっていく危険があります。

腸を水道管のような管だと仮定すると、管を太くすれば、通る食物の速度は遅くなります。私は便秘症例と正常例の仮想モデルで流体の速度と通過時間を計算した結果、腸管の幅と速度が比例することが判明しました。流体は粘性が増すと通過時間が遅くなり、水分が多くなると速度が増すこともベルヌーイの定理で証明しました(Uno Y. Clin Exp Gastroenterol. 2018 Apr 5;11:153-163.)。

この理屈を応用し、乳酸菌食品や食物繊維の制限と腸で発酵しにくい食品での食事療法を行ったところ、実際に多くの慢性便秘患者が改善しています。

コラム

牛乳を飲める・飲めないは慣れる?

牛乳を飲むとお腹がグルグル鳴って痛くなる人が多いと思います。牛乳には乳糖という糖分が含まれていますが、日本人は乳糖不耐症が多いので、お腹が痛くなります。欧米の白人は牧畜文化が長く、乳糖を分解する酵素がありますが、日本の成人では乳糖分解酵素が少なかったり、ない人がほとんどです[29]。牛乳はあまり日本人には向かない飲み物なんですね。牛乳を飲むとお腹を下したりガスが出たりすることがあります。ヨーグルトや未発酵のチーズも同じです。

テレビを見ていたら、どうすれば牛乳を飲めるようになるのか？　と聞かれたどこかの農学部の教授が言っていました。

「毎日、飲んでください。そのうち飲めるようになります」

あり得ません(笑)。

何万年もかかって牧畜民族が得た乳糖分解酵素を、牛乳を数年間飲んだからと言って、持たない人が酵素を得られるわけがない。

牛乳の栄養価が高いのはわかります。しかしだからと言って、お腹を壊す人がそのうち慣れると言われて無理して飲んで、お腹が痛いのを我慢しているなんておかしい話です。特に学校給食では、ほぼ毎日牛乳が出されていますが、あれはお腹を壊す子どもにとって、虐待になるのではないでしょうか。

中国の研究では、下痢型のＩＢＳの特徴は乳糖不耐症が3倍多いと言われています。牛乳を無理やり飲んだせいで、ＩＢＳを発症する可能性があるということです。給食での牛乳の強制はやめるべきだと思います。

カルシウムもタンパク質も牛乳以外で摂ることはできます。日本人には他の民族にはない、海藻を分解して栄養にする酵素があるのだそうです。まだこれから研究される分野と思いますが、それぞれの民族は民族の特質に合った食事を摂る必要があるのではないでしょうか。

第二章　宿便はありません！　腸の常識・非常識

腸内細菌の全体像が見えてきた

腸内細菌に注目が集まったのは1901年、100年以上前のことです。ロシアの細菌学者イリヤ・メチニコフ博士は、同国のコーカサス地方の村に、100歳を超える長寿の人たちが多い理由を調べていました。他の地域との違いを調べたところ、この村の人々はヨーグルトを毎日食べていたのです[4]。

メチニコフ博士はヨーグルトに含まれるビフィズス菌や乳酸桿菌によって大腸の中が酸性に保たれ、それにより腐敗物質を作る有害菌が減り、その結果、寿命が延びるのだという不老長寿説を立てます。これ以降、ヨーグルトなどの発酵性の乳製品や乳酸菌の健康機能に関する研究が進められてきました。

1955年、東京大学農学部の微生物学者である光岡知足氏は培養法によりニワトリの腸内からビフィズス菌を発見しました。1964年にはヒトからもビフィズス菌を分離します。光岡氏はビフィズス菌や乳酸菌を善玉菌、大腸菌などを悪玉菌と名付け、世に広めます。さらに1987年にフルクトオリゴ糖によるビフィズス菌増加作用を発表。そして、1991年から国内では機能性食品の認可が始まります。日本の胃腸の常識は、光岡氏の研究で作られたと言っていいでしょう[4]。

ところが2000年代に入り、遺伝子解析技術が飛躍的に進歩し、メタゲノム解析によって、腸内細菌の研究が一気に進み、これまでの定説がくつがえされるパラダイムシフトが起きました。ヒト糞便のメタゲノム解析により、培養法では見付からなかった大量の新種の菌を同定することに成功します[30]。

培養法は、腸内から取り出した細菌を、温度や酸アルカリ度を調整しながら培養するため、技術が難しく、腸内には100種類程度の細菌しかいないと考えられていました。しかし、メタゲノム解析では培養されなかった菌も含めて、腸内細菌叢のすべての菌が解析でき、その結果1000種類以上の細菌が発見されます。そしてその9割以上が、どんな役割をしているのかもわからない未知の細菌でした。そのような未知の菌が腸内には100兆個以上も棲んでいるというのです。

100種類の細菌しかいないのなら、悪玉菌・善玉菌に分けることもできるでしょうが、1000種類となると、これを単純な善悪で二分することは難しくなります。そのため、役割や性質でグループに分けて分類しようとしていますが、まだ取り組みは始まったばかりです。腸内環境を細菌の機能一つひとつで考えることは時代遅れで、今は細菌をグループとして考えるようになりました。腸内細菌は、グループごとに、どのグループが優勢かによって症状が現れるというのが、現在の考え方なのです。

なぜ善玉菌vs.悪玉菌と考えたのか？

ビフィズス菌や乳酸菌という善玉菌が腸の中にたくさん増えているのが良い状態で、違う菌＝悪玉菌が増えると腸が悪い状態＝腸内毒素症になるという考え方には、ルーツがあります。

1900年代当時から、食物繊維が重要だと考えられていました。

食物繊維が腸内細菌によって発酵して短鎖脂肪酸が作られます。短鎖脂肪酸を栄養にして腸が活発に代謝し、腸内環境が改善して免疫力がアップすると考えられてきたのです。脂肪と聞くと太りそうですが、短鎖脂肪酸は太らない栄養素だと言われていました。そして短鎖脂肪酸が増えることで腸の中が酸性になり、酸性を好む善玉菌が増えて腸が健康になると考えられ、反対に腸が健康じゃない状態＝腸内の細菌バランスが崩れて悪い菌が増えて、腹痛や下痢などが起きている状態は腸内毒素症と呼ばれていました。

腸内毒素症（Enterotoxemia：Google翻訳ではDysbiosis＝腸内細菌叢失調が腸内毒素症と誤訳されている）という考え方がいつから始まったのかを調べたところ、驚いたことにギリシャ時代まで遡りました。

デトックスのルーツは浣腸

ヒポクラテスという、古代ギリシャの神話的な人物がいます。古代ギリシャで医学と呪術の境界線があいまいだった紀元前に、観察に基付く科学的な姿勢で近代医学の基礎を作った人物です。

ヒポクラテスは「すべての病気は腸から始まる」と言ったそうです。脳と腸が密接に影響を与え合っていることなど、現代医学が腸の重要性に気が付き始める2000年以上前に腸の重要性を説いていたのですから、天才ですね。ただし2000

年以上前のことなので、現代の常識とはずいぶんと離れていました。

ヒポクラテスは、腸の中で毒素が発生し、それが病気の原因だとする「自家中毒」という考え方を重視しました。古代エジプト人も、腸内で作られた毒素が循環系へ移行して発熱や膿の原因になると信じていましたし、紀元3世紀のエッセネ派の平和福音書には、「水の天使の前にひざまずいて洗腸を行い、不浄と病を取り去るように祈る」という内容があります。自家中毒は近代医学が生まれる前の、おまじないと医学の中間のような考え方で、当時の毒素という概念には「不浄や罪」という、心や社会的な要素も含まれていたようです。

こうした古代社会の自家中毒の考え方は、何と19世紀のイギリス・ビクトリア朝時代まで引き継がれます。

19世紀当時は自家中毒を説明するために、プトマイン（ドイツ語：Ptomain）という言葉がよく使われました。プトマインは動物の死体が腐敗して発生する、いわゆる腐敗臭です。腐った肉にもあり、食中毒の原因物質であると考えられました。

そして自家中毒とは、吸収しきれなかった食べ物が腸の中で腐敗して、その腐敗毒素であるプトマインによって起きるというのが当時の考え方だったのです。[16]

自家中毒説では、毒素で侵された状況をtoxemia（毒素症）と呼んでいました。ここから腸内毒素症という呼び名が生まれたようです。そして、その毒素症を作り出す腸の状況は、便が大腸に停滞している腸管鬱滞症《ちょうかんうったいしょう》であるとされました。

腸管鬱滞症がさまざまな病気を引き起こすのなら、それを治す必要があります。腸管鬱滞症は慢性便秘症で便が腸に詰まっている状態なので、腸内の便を強制的に排泄することが病気の予防や治療につながると考えられたのです。

そこで、この時代に流行したのが浣腸です。下剤を使ったり、温水などで直腸洗浄をする健康法が行われました。

どこかで聞いたような話だと思いませんか？

「宿便《しゅくべん》」という言葉を聞いたことがあるでしょう。日本でも１９９０年代には美容業界で宿便が病気の原因だとして、腸内洗浄という一種の浣腸が流行りました。宿便という言葉の響きは漢方のように聞こえますし、町の漢方薬局には宿便がどっさり出たなんていうポスターが貼られています。しかし漢方医は、「漢方には宿便という考え方はない」と言うのです。

歴史を遡ってみると、宿便のルーツは古代ギリシャからイギリス・ビクトリア朝につながる西洋医学でした。道理で漢方に宿便がないわけです。

現代医学では、お尻の出口(直腸)が硬い便で塞がれている場合を宿便と言います。しかし、ちまたでは、腸壁に便がこびりついている、たとえて言うならススで詰まった煙突のような状態をイメージしているわけです。

ヨーグルトで長寿？

そして、20世紀初頭に現れたのが、前述の微生物学者イリヤ・メチニコフです。1908年にノーベル生理学・医学賞を受賞(ミジンコやナマコの食細胞の研究で受賞したのであって、ヨーグルトで受賞したのではありません)した優秀な学者ですが、自家中毒説の信奉者でもありました。メチニコフは腸内細菌が自家中毒の毒素(プトマイン)を作り出し、毒素が増えると寿命が減ると考えました。コーカサスを旅行したメチニコフは、長寿の人たちが多いことに驚き、ヨーグルトに含まれるビフィズス菌や乳酸桿菌が毒素を作る菌を減らし、ヨーグルトを食べれば寿命が延びると考えました。まさに善玉菌・悪玉菌説の原型です。

皮肉なことに、メチニコフ本人は毎日ヨーグルトを摂取していたにもかかわらず、うつ病になり、１９１６年に71才で逝去しています。本人はもっと早くヨーグルトに出合っていたらと悔やんでいたと記録にありますが、メチニコフの死後、医学界は自家中毒説の検証に入るのです。

この頃から、X線診断学が慢性便秘の診断や治療に応用され始めました。そして従来の自家中毒説を形態異常から説明しようとする試みが行われるようになるのです。初めて自家中毒治療のために、内臓下垂やS状結腸過長症に外科的な治療が施された、と報告されたのが１９０８年のことです。物理的に腸が緩くなったりする異常収縮で便秘や下痢が起きることがわかってきました。

問題は腸内で発生しているはずの毒素＝プトマインでした。その毒素が見付からないのです。これは当たり前のことで、腸内で残留した食べ物が腐敗するという考え方が間違っていたからです（後に内視鏡が登場し、宿便が見付からなかったことで、自家中毒説は完璧に否定されることになります）。

１９１９年に、アメリカの医学協会では、医学界から自家中毒仮説を除外することが決定され、機関雑誌の『ＪＡＭＡ』に掲載されました。

しかし、自家中毒説は日本では悪玉菌・善玉菌説という形で復活し、海外では浣腸がデトックスという形で復活します。病気を穢《けが》れとして、穢れを落とすことで体が健康になるというおまじないの考え方が、東西を問わずに人は好きなのかもしれません。

日本人の善玉菌は少ないどころか世界トップ

ビフィズス菌や乳酸菌などの善玉菌を摂ることが勧められるのは、善玉菌が多い腸が健康だと考えられているからです。

「便秘の人の腸には善玉菌が少ない！　だから、善玉菌を摂取して腸を整えましょう！」

そう言われると、ほとんどの人はそうだろうと思い、便秘になったらヨーグルトを食べたり乳酸菌飲料を飲むでしょう。ちなみに、日本で初めてヨーグルトが発売されたのが明治27(1894)年のことです。整腸剤として東京で販売されましたが、その後、一般的に発売されるようになったのは昭和44(1969)年からです。[31]日本建国以降2000年もの間、ヨーグルトは日本人にとっては、ほぼ無縁の食べ物だったのです。

本当にヨーグルトは便秘に良いのでしょうか？　健康に役立つ菌(プロバイオティクスと呼びます)、特に便秘に良いと言われる菌を通常よりも多く含んだ、ヨーグルトで調べてみましょう。

2019年に、日本大腸肛門病学会誌に掲載された藤田医科大学尾崎行男らの「慢性便秘の治療」という論文では、「腸内細菌を変えるという仮説のもとに有効性が検討されているが腸内細菌叢の組成に変化はないが、排便回数や便性状の改善がある」「プロバイオティクスは腸内細菌叢を劇的に変化させないものの、常在菌の機能を変化させることが有効性と関連している可能性が考えられる」と記されています。[32]要するに「プロバイオティクスを飲んでも腸内細菌叢は改善しないが、なぜか、便秘に効くようだ」ということです。

培養法ではなく16SrRNAの結果では、慢性機能性便秘の患者の腸で乳酸桿菌とビフィズス菌が減っていないのに[33]、何のために、何を期待してプロバイオティクスを摂取しているのでしょう?

ほとんどの人は、理論よりも効果があればそれで良いのかもしれません。ところが、善玉菌の量がプロバイオティクスよりもはるかに少ないヨーグルトを飲んで便が出るという人もいるのです。その理由は、菌の影響ではなく、**ヨーグルトに乳糖が入っているため**です[34]。牛乳を飲んだらお腹が痛くなる人が少なくないと思いますが、牛乳と同じことがヨーグルトで起きているのです。ヨーグルトに入っている乳糖の高浸透圧作用によって、糞便の水分量が増加するため排便回数が増加し、便が軟化します。要するに下剤が入っているようなものです。

このように、**便秘に善玉菌が有効だという証拠はありません**。便秘だからとヨーグルトを食べ続けると、初めは排便回数が増える可能性はありますが、次第にガス

●国別の腸内細菌叢に含まれるビフィズス菌の存在量

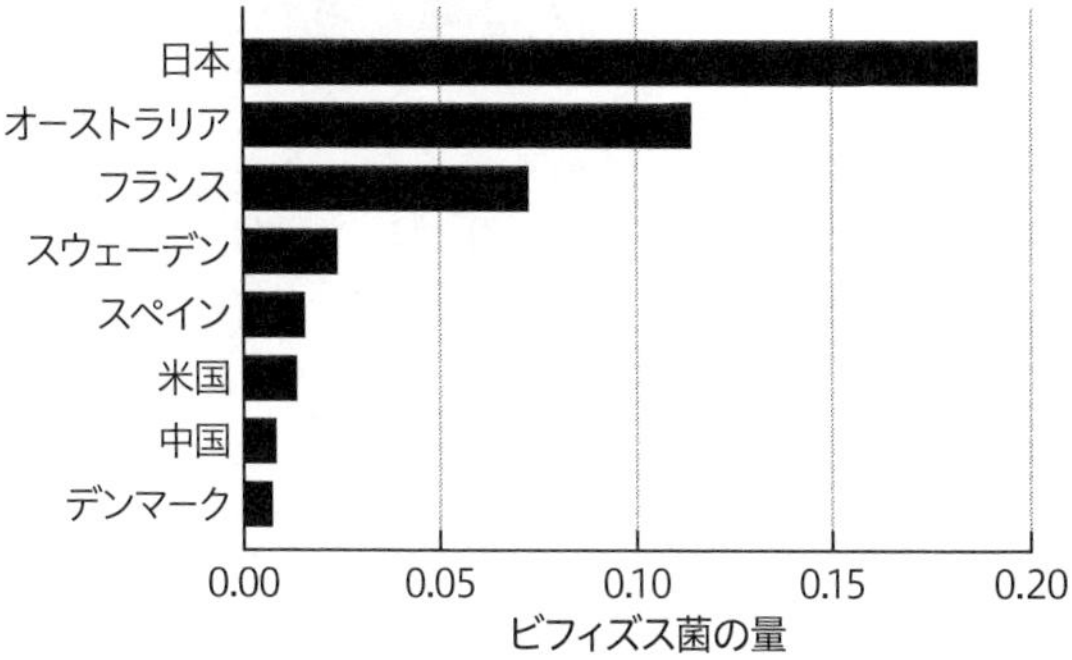

日本人の腸内のビフィズス菌は、フランス人の2倍、中国人やスペイン人の10倍

症状や腹部不快を生じ、やがて便秘がひどくなることがあるのでご注意ください。

　では、日本人は、ヨーグルトが食文化として定着している欧米人よりも、腸に善玉菌が少ないから、摂るべきなのでしょうか？

　日本人と外国人の腸内細菌を調べると、日本人は腸内のビフィズス菌が他国の何倍も多い。実際には、日本人の腸内には何とフランス人の2倍、中国人やスペイン人の10倍もビフィズス菌が棲み着いています[35]。

　では、ビフィズス菌を増やせばＩＢ

Sや潰瘍性大腸炎が治るのでしょうか。日本人とスペイン人の腸内のビフィズス菌の量は10倍違います。日本人の腸にはスペイン人の10倍もビフィズス菌が多い。ということは、日本人のIBS患者はスペイン人の10分の1なのでしょうか？

スペイン人と日本人の、IBSよりもさらに重症度の高い炎症性腸疾患（潰瘍性大腸炎とクローン病）の患者数を比較したところ、日本では右肩上がりに患者数が増えています。ところが、スペインではほぼ横ばいが続いているのです。ビフィズス菌がIBSと関係するなら、スペインの方が日本よりも患者数が多いはずですが、むしろ少ないのです[36]。

IBSに関してはビフィズス菌が有効という研究もあり、患者さんにもビフィズス菌製剤が処方されています。しかし腸内の細菌量を調べた限り、関係ないのではないでしょうか。

日本人にビフィズス菌が多い理由について、日本人に乳糖分解酵素が少ないので、多くの乳糖が大腸に達し、乳糖をエサとするビフィズス菌が増加している可能性が高いと言われています[37]。しかし、乳糖分解酵素が少ないのは中国人（95％）と日本人（90％）はほぼ同じです[16]。にもかかわらず、腸内のビフィズス菌の量は、中国人は、日本人の10分の1以下（61ページ表参照）なのです。乳糖分解酵素の差では説明できないため、日本人は中国人よりもはるかに多い乳糖を摂取している可能性があります。

実際に、森永乳業株式会社の論文では、乳製品の消費量とビフィズス菌の存在量に密接な相関関係を認めています[37]。言い換えれば、乳糖を分解する酵素が世界一存在しない国民が、消化できない乳製品を一生懸命摂取しているのです。

では、韓国はどうでしょうか？　乳糖不耐症の割合が日本とほぼ同じ韓国のビフィズス菌の存在比率は11・1％で[38]、日本の約半数です。17年間で潰瘍性大腸炎の増加率は約1・6倍で、こちらも日本のほぼ半分です[39]。

偶然でしょうか？　ビフィズス菌と潰瘍性大腸炎に関係はないのでしょうか？

ビフィズス菌と乳酸菌は病気の人に多い？

2014年に、中国武漢大学から驚くべきデータが公開されました。糞便と生検サンプルの両方の細菌遺伝子検査で、**潰瘍性大腸炎やクローン病患者は、ビフィズス菌と乳酸桿菌が健常者よりも多い**ことがわかりました。[40] 特に、潰瘍性大腸炎とクローン病の炎症の強い活動期で菌が増加していたのです。

この結果は、これまでの動物実験と異なるため、研究者は、活動期の慢性炎症性腸疾患の人では、これらの菌を含むプロバイオティクスの使用を慎重にすべきと警告しました。この研究で重要なのは、単に便だけを調べたのではなく、よりリアルな関係を示すために、実際に菌が生息している腸の粘膜からサンプリングしたことです。

ビフィズス菌と乳酸桿菌という、善玉菌の代表のような菌が、腸の難病の人の腸内に大量にいるのです。

日本人は大丈夫なのでしょうか？　2018年、滋賀医科大学と京都府立大学、京都府立医科大学から、やはり、内視鏡による粘膜サンプルで、潰瘍性大腸炎でビフィズス菌が増加していることが報告されています。[41]

この事実は、今までの善玉菌の考え方を否定することになります。

●善玉菌・悪玉菌説では赤ちゃんだけが健康

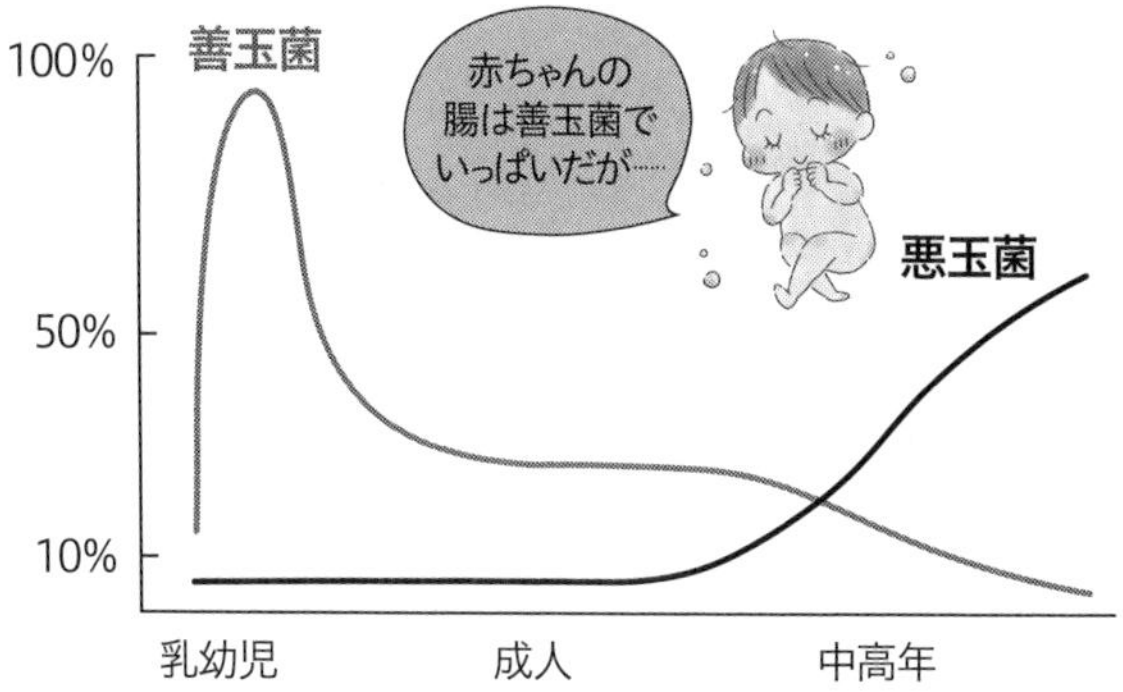

加齢とともに善玉菌が減り、悪玉菌が増える。しかし、だからと言って善玉菌が増えるのが良いのだろうか

ビフィズス菌や乳酸菌が善玉であるという考え方の根本には、赤ちゃんの腸内にビフィズス菌や乳酸菌が多く、加齢とともに減っていくことがあります。生後数カ月でピークを迎えると、後は急激に減少していきます。代わりに増えてくるのが大腸菌など悪玉菌と言われる菌です。中高年になると善玉菌よりも悪玉菌の方が多くなり、その関係は死ぬまで続きます。そのため、腸内細菌に悪玉が増える→腸が劣化というイメージが世間に定着しました。

しかし、母乳やミルクしか飲まない乳児と一般の食事をする大人とでは、腸内環境が違って当たり前です。成長するにつれて食事の内容も変わり、それに合わせて腸内細菌のグループも変わっていくと考えた方が自然です。赤ちゃんの場合は胃酸分泌が不十分で、胃のｐＨ値が大人のようになるまでの間、乳児の頃、ミルクを乳酸菌で発酵させて消化管のｐＨ値を下げることは、感染防御にもつながるでしょう。

大人の腸内細菌と赤ちゃんの腸内細菌を比較して、赤ちゃんに多い菌が大人に少ないから増やそうというのは、医学的におかしい話だということです。

「赤ちゃんの腸は正しく、大人の腸は間違っている」は間違い

赤ちゃんの腸内は弱酸性で健康、大人になると腸内がアルカリ性に傾き、ブドウ球菌やクロストリジウムレンサ球菌など、食中毒を引き起こす悪玉菌が増えやすい環境になる……善玉菌・悪玉菌説ではよく言われる説明です。

まず、これは先に述べたように、感度の悪い培養法での菌の解析であり、最近の遺伝子分析では、腸内細菌叢の多様性は、乳児と超高年齢者以外は、加齢によって

著しく変化しないことが確認されています[42]。まず、従来の理論の前提が誤りなのです。

――腸内の善玉菌は糖を分解して乳酸と酢酸を作り、それが腸内を酸性に傾けます。赤ちゃんの便はpH値4・5～5・5(弱酸性)なので黄色ですが、健康な大人はpH値5・5～6・0(正常値)で黄土色、下痢の原因は酸性からアルカリ性へ腸内が傾いているためなので、もっと善玉菌を増やして、腸内細菌の環境を変えて酸性にする必要がある――とてもわかりやすく、納得してしまいますが、医学的な見方からすると全然違ってきます。

実は、IBSの人の大腸を調べると、正常値よりも酸性になっています。とすれば大人の腸が赤ちゃんのように酸性度が高くなると、病気になりやすいことになります。

赤ちゃんと同じレベルのpH値4・5～5・5になると、成人の大腸は動かなくなったり、痙攣したりします。赤ちゃんの腸が健康で大人の腸が不健康というのは、間違いなのです。人間には年齢に応じた適切な腸内環境があり、赤ちゃんのように腸内を酸性に傾けるのは、ＩＢＳの人にとって決して良いことではありません。ＩＢＳの患者は、酸性に傾いた腸と、そこで増える善玉菌に苦しめられているのです。

では、腸内がアルカリ性に傾いた高齢者に善玉菌を飲んでもらったらどうなるのか？

２０２０年、イギリス・オックスフォードなど3大学から、平均86歳の高齢者約３１０人に1年間、毎日、ビフィズス菌と乳酸菌を飲ませた結果が報告されました。**感染症のリスクも死亡率も、善玉菌を飲んでいなかった人とまったく同じ**でした。[43]

このことは、日本の高齢者施設や高齢者介護施設などの栄養士、看護師、介護士、医師に周知してほしいと思います。なぜなら、健康のためと信じ込んで、半強制的に高齢者の口に、乳製品を入れている光景を何度も見たからです。

潰瘍性大腸炎患者では、健常者の腸内細菌と比較して、ビフィズス菌や乳酸菌が多いのです。健常者の腸にはいわゆる善玉菌は少ない。

乳酸菌は必ずしも腸にとって良いものではなく、ＩＢＳのような病気を引き起こす原因となることを知ってほしいと思います。

発酵食品＝善という考え方は、最新の科学でも伝統食でも見られます。味噌、醤油といった発酵食品が悪であるとは考えにくいでしょう。

しかし、発酵には2種類あります。味噌でも醤油でも酒でも、発酵は食べ物を作る過程で起こります。食べる時には発酵は終わっていますし、発酵中だとしても、菌を食べることが目的ではないからです。発酵によって食材の性質が変化し、よりおいしく、より栄養価の高いものに変わることは何も悪くありません。ＩＢＳ患者が食べても、ある程度は大丈夫です。問題は腸の中で発酵を起こそうとする食品なのです。

「プロバイオティクス」を疑え！

プロバイオティクスという言葉を耳にすることが多くなりました。乳酸飲料やサプリメントにはプロバイオティクスを謳うものが増え、多くの人は漠然と体に良い作用があるのだろうと手にしていると思います。プロバイオティクスは共生という意味で、人間は腸内細菌と共生しています。

腸の中に住む細菌のバランスを改善し、健康な腸内環境と健康な体と手に入れるために、菌を直接飲んで腸に善玉菌を増やそうとする考え方です。

プロバイオティクスとは、1989年にイギリスの微生物学者ロイ・フラーによって定義された言葉で、「腸内細菌叢のバランスを改善することにより、人に有益な作用をもたらす生きた微生物」のことであり[44]、その健康効果が期待され発酵食品などに利用されてきました。

一般的にプロバイオティクスを服用した場合、プロバイオティクス細菌が胃で生存できる率は20～40％であると言われています[45]。

そのため、他の方法で大腸にいる菌を増やすことはできないか？　その視点でプレバイオティクスが考えられました。プレバイオティクスは、善玉菌を増やす食品を食べて腸内環境を整えようとする考え方なのです。オリゴ糖の含まれる食べ物でビフィズス菌を増やすなどが良い例です。

ビフィズス菌や乳酸菌などの善玉菌は、腸内で発酵をする発酵菌です。これまで善玉菌は腸の状態を良くすると考えられてきました。だからこそプロバイオティクスやプレバイオティクスが注目され、さまざまな乳酸菌食品や乳酸菌製剤、プレバイオティクスに合った糖類を食品に加えることが行われてきたのです。しかしこの20年で、発酵菌が活発に働くことは腸の状態を悪化させる、というデータが集まり始めています。

1990年、ガラクトオリゴ糖（オリゴ糖にはいくつか種類があり、これは乳糖に由来するオリゴ糖）の摂取に比例して腹痛や腹部膨満感、ガスの増加が見られました[46]。

1995年、平均年齢33・6歳（範囲21〜48歳）および平均肥満度指数22・4（範囲18・7〜25・4）の健康な8人（男性7人と女性1人）が被験者となり、砂糖を原料とするオリゴ糖のオリゴフルクトースまたはイヌリンを、1日15g食事に追加する45日間の研究に参加しました。オリゴフルクトースもイヌリンも難消化性の繊維質で、摂るとやせると言われ、ダイエットに役立つとされています。しかしこの実験では全員、体重に目立った変化はありませんでした。ダイエット効果を期待しても仕方がないようです。さらに、飲み続けると中には体調を壊す人も現れました。

1人の被験者は開始から断続的に鼓腸（ガスが腸に溜まる状態）を訴え、1人はオリゴフルクトース（15g／日）の摂食期間中に鼓腸と腹痛を訴えました。[47]

2007年、226人の幼児を対象にプレバイオティクスの効果が研究されました。何もしなかったグループに比べて、プレバイオティクスを行ったグループは落ち着きがなくなり、泣いたり、不快な気分を訴える子どもの率は3倍でした。[48]

2014年、IBSの患者15人と健常者15人を対象に、発酵性炭水化物を多く含む食事が与える影響を調べました。[49] 水素ガスの上昇により、IBS患者の腹痛、腹部膨満、鼓腸が増加し、健常者の鼓腸も増加しました。そして発酵性オリゴ糖、二糖、単糖、およびポリオールなどの少ない食事が、IBS症状の改善に有益であることが示されました。**腸内で発酵する食材で、腸の状態は悪化**します。IBS患者にとっては、健康のためと考えられていたプレバイオティクスは逆効果で、病状を進行させてしまうものだったのです。

こうした研究結果を踏まえ、世界中でプロバイオティクスの安全性が問題となり、ガイドラインの見直しが求められています。[50]

2020年、アメリカ消化器病学会は、IBS、潰瘍性大腸炎、クローン病でのプロバイオティクスの使用について「推奨しない」と決定しました[51]。

消化管内で発酵し、乳酸や短鎖脂肪酸を産生して、腸管をアシドーシス(酸性血症)傾向に誘導する食品は、IBSの日本人にとっては、軽微ではなく重大な症状をきたす可能性があります。乳酸菌などの発酵菌が腸内で発酵することとIBSの関係が、医師や食品メーカーに周知されていません。業界が一般の人たちの方にしか向いていないため、プロバイオティクス、プレバイオティクス関連の健康食品が、IBS患者の病状を悪化させていることに、気付いていないのです。

少なくとも、生薬整腸剤、特定保健用食品、機能性表示食品については、プロバイオティクスのみならず、プレバイオティクスにおいても、注意事項として、「過敏性腸症候群で症状が悪化する可能性がある」と記すことを義務化すべきだと思うのです。

コラム

間違っていた細菌の調べ方

乳酸桿菌は腸内細菌のたった0・1%以下

1980年代に農学博士の光岡知足氏がビフィズス菌を発見し、善玉菌・悪玉菌説を提唱しました。当時の細菌を特定する方法は培養法だけでした。培養法はテクニックが必要で、湿度や温度の条件も厳しい実験方法です。大きな細菌叢を一度に全部見ましょう、どんな細菌から構成されているのかを調べましょうとなると、これは培養法では難しいのです。そのため今までは1つ2つと細菌を特定して、その積み重ねで全体の構成を調べてきました。

腸内細菌が見付かったのは1885年のことです。ドイツの小児科医T・エシェリッヒが、乳児の腸から大腸菌を発見しました。以降、毎年、新たな腸内細菌が発見されましたが、1960年代に嫌気性菌培養法が確立し、発見される菌の数が急増します。

培養法では、菌の性質によって培養が難しく、特定に手間取ることがあります。嫌気性菌は酸素を嫌い、腸内の奥で空気に触れないように増えていきます。このような菌を通常の環境で培養することは困難だったのですが、空気に触れないで菌を培養する方法が見付かったことで、少しずつ培養可能な菌を増やし、特定していきました。当時としては本当に大変な作業だったと思います。

繰り返しますが、2000年代に入り、メタゲノム解析16SrRNAによる菌叢の全体解析が登場し、判別できる菌の種類が桁違いに増えました。生物の体はタンパク質でできています。細菌の場合、16SrRNA遺伝子がタンパク質の情報を読み込むため、16SrRNA遺伝子の違い（細菌ごとに配列が異なる部分があります）は、そのまま細菌の違いになります。新型コロナでよく耳にするようになったPCR検査を応用したのが16SrRNA検査です。

現在は16SrRNAを使って、細菌叢を一度に解析するので、病気と腸内細菌の関係や因果関係がすぐに明らかになります。そのため、学術の世界では腸内細菌に関して、過去の知見の見直しや研究のやり直しがどんどん行われています。

乳酸桿菌もビフィズス菌も国によって保菌率の差があり、ビフィズス菌は、日本人の腸内に一番多く見られます。なお乳酸菌と一緒に紹介されることが多いビフィズス菌は、乳酸菌とは別物です。空気中にもたくさんいる乳酸菌と違って、ビフィズス菌は嫌気性で、大腸の奥で酸素に触れない場所に生息しています。乳酸菌よりもはるかに腸内に多く、乳酸菌のおよそ100倍もいます。

日本人はビフィズス菌が多い民族ですが、牛乳を飲むとお腹が痛くなる乳糖不耐症の人が多いことと関係があります。ビフィズス菌は乳糖が大好物なので、腸が吸収できない乳糖をビフィズス菌が食べて増えるのです。食品に応用したのは、日本のメーカーです。それでも、腸内細菌の総数中に占める乳酸桿菌の割合はたった0・1%以下しかありません[51]。

乳酸桿菌が0・1%以下しかないのであれば、お腹が健康な人には善玉菌が多く、調子が悪い人は悪玉菌が多いという前提が成立しません。便秘であっても下痢であっても、腸の異常に作用するには、あまりにも数が少なすぎます。

また、培養法ではビフィズス菌は数種類しか見付かっていませんでした。しかし16SrRNA法で検出されたビフィズス菌には、多くの種類があったのです。培養できなかったために、存在しないと思われていたということです。

腸内毒素の考え方は多様性へ進化

16SrRNA法で腸内環境の正確な姿がわかるにつれ、善玉菌・悪玉菌説に続いて、ディスバイオーシスの考え方も変わってきました。

ディスバイオーシス＝Dysbiosisは Google翻訳では腸内毒素症と訳されますが、前述したように腸内毒素症は古い考え方です。16SrRNAによる細菌叢の世界では、ディスバイオーシスは「プトマインのような毒素」ではなく、腸内細菌の多様性が失われた状態（細菌叢失調）を意味します。お腹の中は、さまざまな種類の菌が細菌叢を作り、勢力争いをしながらバランスを保っているのが正しい姿らしいのです。

最近、よく言われるダイバーシティ＝多様性が腸内にも必要というわけです。しかし、ただ単に種類が多いほど環境が良いとは言えません。

分類の多様性、系統発生的多様性、機能的多様性が必要です。たとえば、生物界に多様性が必要だと言っても、毒蛇や蠍《さそり》ばかりがいるのでは、多様性があっても有害で良くないわけです。

特定の菌が過剰に増えるとディスバイオーシスという状態になり、もしその菌が病原性の高いものなら病気になります。菌に病原性があるかないかは、腸内細菌叢が人とまったく異なるマウスで[52]短期間に検証するのではなく、ヒトの細菌叢に近い動物か、ヒト腸内細菌定着マウスや腸内が無菌のノトバイオートマウスできっちりと検証しなければいけません。

腸内には、いろんなｐＨ値で繁殖する細菌があった方がいいのです。１６ＳｒＲＮＡのようなメタゲノム解析を用いた研究(分野)をメタゲノミクスと言います。

２００８年、米国コロラドのフランクらは、『胃腸微生物学はメタゲノミクスの時代に入る』というタイトルの論文で、炎症性腸疾患や肥満などは、腸内細菌叢の大規模な不均衡、またはディスバイオーシスと相関しているという説明をしました[53]。

以上から、私は腸内環境に多様性と無害性が大事だと考えます。この2つがなくなった時にディスバイオーシスが起きる。腸の不調は多様性を失うことから始まるのです。

なお、乳酸菌とは文字通り乳酸を産生する菌を意味しますが、細菌学的にはファーミキューテス門のバチリ網の中のラクトバチラレス目を乳酸菌(目)と呼んでいます。さらに、その中には系統解析や遺伝子の塩基配列、生化学的性状からアエロコックス科、カルノバクテリウム科、エンテロコッカス科、乳酸桿菌科、ロイコノストック科、レンサ球菌科の6科があります。(平山洋佑、他. 腸内細菌学雑誌 2016;30:17-28.)

本書では主にラクトバチラレス目が「乳酸菌」、乳酸桿菌科が「乳酸桿菌」を意味しています。

第三章　乳酸菌は危険な悪玉菌

乳酸菌は病原菌か？

善玉菌の代表として、お腹の調子を整えると言われてきた乳酸菌ですが、本当に良い菌なのでしょうか？

話を昭和に戻しますが、1984年にビフィズス菌を発見した光岡氏が理化学研究所ニュースに記した資料では、培養法でビフィズス菌は糞便1gあたり10億〜1000億個ある共生菌に分類され、乳酸桿菌は10万〜1億個の病原性菌に分類されていました。[5] つまり、16SrRNA分析で乳酸桿菌が0・01〜0・1％しかないことが判明したのですが、ビフィズス菌と比して、はるかに少ないことは40年前にわかっていたのです。

では、なぜ乳酸桿菌は善玉菌として扱われてきたのでしょうか。

一つは乳酸菌飲料や乳酸菌製剤を巡る政治・経済的な動きであり、もう一つは実験方法です。実験に使われるマウスやラットと人間の腸内細菌叢はまったく異なります。それら実験動物の腸には人間よりもはるかに乳酸菌が多く、[52] 腸内細菌叢では2番目に多い菌、つまり主流派なのです。その実験結果を無理に0・1％以下しかない人間に当てはめて、乳酸菌を善玉菌に仕立てていたことになります。

善玉菌・悪玉菌説によれば、健康な大腸では善玉菌が悪玉菌より多いと言われます。腸内は、善玉にも悪玉にも変わる日和見菌が全体の7割を占め、残り3割の内、善玉菌が2割、悪玉菌が1割ぐらいがバランスが良いのではないかとされています[4]。しかし、乳酸桿菌は実際には0・1%です。まるで影響がないどころか、このように少ない数で健康を左右するとしたら、これは病原菌ではないでしょうか？本当にお腹に良い菌なら、なぜたった0・1%なのか？　さらに、0・1%を菌数に言い換えれば、およそ1000億個です。乳酸菌飲料では「生きて腸に届く1000億個の乳酸菌」と謳っているものもありますが、腸にもともと1000億個しかいない乳酸菌が、いきなり2倍に増えて大丈夫なのかと心配になります。

体に良いのだ、腸に良いのだと毎日聞かされ、私たちは疑わずに乳酸菌を飲んでいますが、太宰治の『人間失格』に出てくる「無垢の信頼心は、罪の源泉なりや」と言うように、乳酸菌とは何なのかをわからないまま受け入れることは、本当に危ないのです。

2017年にケンブリッジ大学が行った16SrRNAによる分析では、食道腺ガンの半数で乳酸菌がガン細胞やその周辺組織で発見されました。そして、乳酸桿菌がガン周囲で増殖している明瞭な写真が提示されたのです[54]。

胃ガンが発生している周囲では乳酸桿菌の量の著しい増加があることから、乳酸桿菌と胃ガンの関係は、疑いようのない事実として、コンセンサスが得られていると言っても過言ではありません[55]。

乳酸菌がガンを引き起こす?

乳酸菌がガンに関係し、ガンの発生を促すというのは、これまでの健康のイメージとは真反対です。

実は、ガン細胞は酸性の環境が大好きなのです。そのため、乳酸菌が酸性の環境を作ると、ガン細胞が増殖しやすくなるのではないかと考えられます。

2020年に、理化学研究所が発表した研究結果によれば[56]、ガンの周囲が酸性に傾いた環境になると、2型自然リンパ球(ILC2)の機能が低下することがわかりました。ＩＬＣ２は、病原菌や寄生虫と闘う免疫細胞で、抗ガン作用を持つ好酸球も作り出します。しかしガン細胞は、自ら乳酸を産生して、ＩＬＣ２の働きを弱めるのです。

実験用のマウスで、ガン細胞が作る乳酸の量を抑えると、ガン細胞の増殖が弱まり、反対に乳酸をたくさん作るように操作すると、ガン細胞の増殖が強まることがわかりました。

２０１７年、バルセロナ大学のリカルド・ペレス－トマスらは、さまざまな種類のガン（乳ガン、胃腸ガン、肺ガン、泌尿生殖器ガン、黒色腫、肉腫など）の患者の血清中に高レベルの乳酸が検出されたと発表しました[57]。乳酸の生理学的濃度は1・5～3mMの範囲ですが、腫瘍細胞からの乳酸の放出は40mMもの細胞外濃度をもたらす可能性があります。**ガン細胞は乳酸を放出し、自らが増殖しやすい環境を作り出している**のです。つまり、ガン細胞にとっては、酸性は絶好の環境だと言えます。

乳酸桿菌ですい臓ガン？

乳酸菌がガンを引き起こすかどうかについての、別の証拠を紹介します。

すい臓ガンになった組織には、乳酸桿菌が非常に多いのです。[58] ヤセ菌と言われ、この菌が腸内細菌叢に多いとやせやすい（血糖値を緩やかに下げる効果があり、過食を抑える）と言われるアッカーマンシア菌も、周囲の組織よりもガン組織に多いのです。[58]

2022年、カナダのトロント大学から出た論文では、腸内の**乳酸桿菌が、すい臓ガンの免疫力を弱める**という衝撃的な内容が報告されました。[59] 乳酸菌がすい臓の腫瘍でマクロファージ（白血球の一種で、不要な組織や細胞などを処理する体内の掃除屋）の機能を変化させ、ガンの成長を促進する可能性があるというのです。

さらに研究者は、すい臓ガンを生じさせた実験マウスに抗生物質アンピシリンを与え、乳酸桿菌を除菌したところ、何と腫瘍サイズが縮小したのです。これは画期的な発見でした。ガンによっては抗ガン剤ではなく、抗生物質を使って乳酸菌を除菌した方が、ガン細胞に効果があるかもしれないのです。

さらにアンピシリンによる治療を続けると、糞便中の微生物の多様性が増加し、乳酸桿菌のレベルを低下させることがわかりました。不思議な話ですが、乳酸桿菌を除菌したら、腸内の微生物の多様性が増加したわけです。思わず「なるほど」と言ってしまいました。

そして、治療前のマウスでは、乳酸菌は菌全体の10％を占めていましたが、抗生物質で処理された後には3・7％まで下がりました。

販売中止になった乳酸菌製剤

1975年1月1日から長きにわたり販売されていた、乳酸菌を使った薬がありました。乳酸菌の一種、カゼイ菌を一包あたり45億〜630億個含み、腸内細菌叢の異常を改善する目的で、乳幼児から成人まで幅広く処方されてきた薬です。膀胱ガンと乳ガンの発症抑制効果があるとの論文も出ており、ガン抑制を期待して飲む人も少なからずいたようです。

その薬が、2019年11月に製造停止になりました。メーカー側は製造中止の理由を明らかにしていないため、カゼイ菌の何らかの副作用が見付かったか、効果に関して、ネガティブな論文が発表されたことが背景にあるのかもしれません。

同年、この乳酸菌製剤の長期服用がガンに対してどんな影響があるのか、124名を対象に、15年におよぶ調査を行った論文が発表されています[60]。京都府立医科大学、石川消化器クリニック（大阪）、国立がん研究センター、広島大学病院、龍谷大学、和歌山県立医科大学、静岡県立大学が執筆者に名前を連ねており、かなり精度の高い論文だと言えるでしょう。この論文によれば、乳酸菌が効くと言われていた膀胱ガンに明確な効果はなく、むしろ、すい臓ガンを引き起こしたという報告でした。

日本での、すい臓ガンの一般的な自然発生率は0・02％以下です。しかし、乳酸菌製剤を飲み続け、すい臓ガンが見付かった人の比率が1・59％。明らかに高く、およそ80倍です。

私は検診の仕事もしていますが、検診前の3カ月間、ヨーグルトを毎日摂取していた人もいました。検診結果が良くなる人もいれば悪くなっている人もいるので、ヨーグルトが健康に良いかどうかは判断しかねますが（乳酸菌が間違いなく悪く働くのはＩＢＳの人ですが、健康な人が適量摂っている場合はわかりません）、何十年にもおよぶ長期的な副作用はわからないのです。

乳酸菌を摂っているとやせる人も多いようですが、ダイエットとして正しいのかと言えば、疑問があります。普通に食べてやせていくというのは、何か釈然としないのです。一時的にやせて肥満が解消すれば、検診をクリアするかもしれませんが、長期的な不利益は測ることができません。

乳酸菌とガン細胞の関係

病気を未然に防ぐという観点から、腸内環境を整えることが勧められ、善玉菌を使った生菌整腸剤は処方されています。

こうした薬は、一般に免疫力を上げたり、生菌の作る酵素で腸の代謝を上げるとともに、栄養分の補給、腸からの栄養吸収を良くする働きがあると言われています。

他にも腸の感染症を予防・治療し、短鎖脂肪酸を作って、腸の粘膜を増やして健康にする、大腸ガンを予防あるいは治療もするという、実に優れた効果が謳われています。たしかに正しいと思いますが、ＩＢＳ患者や一部のガン患者にはマイナスの効果が懸念されます。

オランダから２００８年に『ランセット』誌に掲載された論文では、すい炎患者を対象に、プロバイオティクスの治療を行ったグループの１５２人と、同治療を行わなかったグループの１４４人で28日間の経過を調査したところ、プロバイオティクスグループの24人(16%)の患者が死亡したのに対し、プラセボ(偽薬)グループの死亡者は９人(６%)でした。[61] 死亡率はおよそ3倍です。

プロバイオティクスグループの９人の患者は、腸虚血《きょけつ》(腸の一部に酸欠を引き起こす状態)を発症し、うち8人は致命的な結果になりました。プロバイオティクスなしのグループの患者では、腸虚血の発症者は1人もいませんでした。

プロバイオティクスグループに与えられたのは、１日１００億個の善玉菌を含む乳酸菌製剤です。１本に乳酸菌１００億個が入った乳酸菌飲料は普通に販売されていますが、何と死亡率が3倍に増加していたのです。したがって、プロバイオティクスは、すい炎の患者には投与されるべきではありません。

最も注目すべきことは、乳酸桿菌の存在で、ガン患者に一貫した増加が観察されています。胃の中で胃液に溶かされて死滅するだろうと思われていた乳酸菌ですが、

乳酸桿菌は胃に定着するのです。

胃の酸性度では乳酸桿菌が死んでしまうけれど、胃で生きる乳酸菌を探し出しましたというテレビCMを見ますが、これは問題があると思います。そもそも、胃のpH値は空腹時では、胃酸によって酸性に傾いていますが、食後は食べ物によってアルカリ性に傾きます。そのため、食事と一緒に乳酸菌製品を摂取すると、ほとんどの菌（菌種にもよる）は、胃で死滅することはありません。

特に乳酸菌は酸性に強く、胃に定着するのです。種類によってはpH値2の強酸性（胃酸と同程度の酸性度）の環境で1時間以上生存します。[62]

乳酸菌（乳酸桿菌やレンサ球菌）は、後述するピロリ菌と同じようにウレアーゼ活性を持っており、尿素を分解して強アルカリ性物質のアンモニアを産出し、バリアのように自分の周りをアンモニア（アルカリ性）の膜で包みます。乳酸桿菌は酸

に負けないような特性を持っているのです。

腸内でもｐＨ値が６に近付くと乳酸菌が増えてきます[63]。同時に乳酸の量も増えてきます。乳酸菌がどんどん増えて酸性度が高まり、それを繰り返して乳酸菌は生存し続けるのです。乳酸菌が増えるから腸内が酸性になるのか、腸が酸性だから乳酸菌が増えるのか。酸性の状態で乳酸菌が増えることから、乳酸菌が増えやすい環境があれば乳酸菌はどんどん増え、適度な酸性度の棲みやすい環境に腸内を変えていくわけです。

胃ガンでは、患部での乳酸レベルの上昇がありますが、これは乳酸菌がガンの患部で増えているからです。腸ではグルコースから乳酸桿菌が乳酸を作り、ベイロネラ菌が乳酸から酢酸やプロピオン酸を作り出します。

さらに問題は、ＩＢＳ患者の発ガンのリスクが、一般の人よりも１～５割高くなっていることです。すい臓ガン、腎臓ガン、大腸ガン、肝臓ガン、皮膚ガン、胃ガン、卵巣ガンが主に知られています[64]。

大腸ガンの場合、死亡リスクは１・52、つまり52％増しです。

台湾で、3万9384人を対象にIBS患者と健康な人の間で、1000人あたりの大腸ガンの累積発生数が比較されました。[65] 10年間にわたる長期間の調査で、**IBSでは、大腸ガンが21%増加していました。**

正常な人の胃に乳酸菌はない

2022年の、韓国からの報告でも、胃ガン患者には乳酸菌とベイロネラ菌が多く、正常な人には乳酸菌もベイロネラ菌もいないことがわかりました。[66]

・健常者では胃に乳酸菌が存在しない
・ピロリ菌陰性の慢性胃炎で乳酸菌が増加する
・胃ガンで乳酸菌が異常増加している

ということなのです。

なぜ、乳酸菌とガンが関係するのでしょうか？

ガンにはイニシエーション・プロモーション・プログレッションという考え方があります。まず初めに、ちょっと遺伝子が変わった細胞ができます。それがいきなりガン化するのではなく、その状態に発ガン性物質が加わってくることで、ガン化が始まります。その増殖は、細胞の遺伝子異常↓発ガン性物質↓ガン化という3段階で説明されています。

遺伝子異常が起きるイニシエーション、細胞が増殖するプロモーション、発ガン性物質によりガン化するプログレッションという段階を踏んでガン細胞ができます。それに乳酸菌が関与しているのです。

乳酸桿菌が胃内の細菌叢を破壊して、ディスバイオーシス（腸内細菌叢失調）の環境で、発ガン物質としてNニトロ化合物も作り出し、亜硝酸塩や活性酸素を増加させます。それによって細胞の遺伝子異常が引き起こされるだけでなく、ガンが増殖していきます。

たとえば、胃ガンの場合、ネズミにピロリ菌を与えると、遺伝子異常は起きても胃ガンにはならないのです。1998年、スナネズミで胃ガンが発生したと日本の製薬会社から報告されたことがありましたが[67]、その病理組織はWHOの診断基準で胃ガンではないと、2004年に国際医学雑誌で病理学の権威である新潟大学の渡辺英伸名誉教授から指摘されただけでなく、同じように実験を再現しても胃ガンは発症しませんでした[68]。そのため胃ガンになるには、ピロリ菌以外に何か違うものが加わらなければ発ガンしないことがわかってきました。しかしプラスα《アルファ》が何かわからなかったのですが、結局、乳酸桿菌によるディスバイオーシスの関与が有力だというわけです[69]。

乳酸菌がガン細胞の遺伝子異常を起こすには、塩分が必要です。塩分が多い環境では、粘膜が損傷して遺伝子異常を起こしやすくなります[70]。塩分と乳酸菌と言えば、アジアの場合は漬物です。

中国、日本、台湾、韓国で調査した研究では、漬物の摂取量と胃ガンのリスクが相関していました。漬物を毎日100g食べると、食べない場合に比べて、発ガン率が2倍ぐらいまで増加します[70]。

乳酸菌は本当に免疫力を上げるのか?

乳酸菌がお腹の調子を整える効果は、少なくともIBS患者やその予備軍にとっては、期待できません。また乳酸菌を腸内に増やしすぎてはいけないことも、おわかりいただけたと思います。適度な量の乳酸菌は、腸内で有毒菌が増えるのを抑え、腸内環境を正常に保ちます。

しかし、むやみな乳酸菌の摂取やプロバイオティクスで乳酸菌が増えすぎると、大量の乳酸を作り出し、腸内環境を酸性化することでガンの発症を手助けするというのも前述の通りです。また腸と脳の相関から、脳にも悪い影響を与えるとの疑いもあります。

良いところナシに見える乳酸菌ですが、ストレス緩和や睡眠に良いという話は本当でしょうか。乳酸菌でストレスホルモンであるコルチゾルが低下するという原理ですが、コルチゾルが増加するのは急性ストレスの場合です。慢性的なストレスでも、打ち勝とうとして頑張っている時は、コルチゾルが増加します。しかし、諦めて無気力になると、逆にコルチゾルが低下します。諦めれば、たしかによく眠れるかもしれません。その製品を飲んでいる人にその話をしたところ、「そういえば、会議で何も言わなくなった」と納得していました。

また、乳酸菌飲料メーカーは、乳酸菌を食べると免疫力が上がり、花粉症も改善すると言います。メーカーのホームページの説明には、「乳酸菌が腸の免疫組織に取り込まれ、免疫細胞と出合う」と書かれていました。

これは、「マクロファージを刺激し、低下した免疫力を回復させる」ということですが、一般的に細菌は腸の組織内部に入り込むことはできません。組織内に細菌が入ると、細菌が増えたり有毒だったりして、細胞が壊される恐れがあります。そのため、腸の組織は粘液や粘膜で守られており、外から細菌は入れない仕組みなのです。

体の中で免疫反応を起こすためには、乳酸菌が組織の中へ入らなければなりません。それには乳酸菌だけを選択して組織に入れる仕組みが必要ですが、そのような仕組みは見付かっていません。

ＩＢＳ患者をはじめ、アルコール常飲者や新生児、高齢者、栄養不全、腸疾患などでは、粘膜のバリアが弱り、細菌が外部から侵入することはあると思われます。

つまり、細菌が細胞組織に入ることで、免疫が活性化される可能性があるのは、健康な人ではないでしょう。健康な人は、乳酸菌を摂っても、組織内に細菌が入れないため、免疫力が上がることはなく、病原菌に対する免疫力向上は期待できないと考えられます。

乳酸桿菌は転座する

生物の体組織内に細菌が入り込んで棲み着いてしまうことを、転座《てんざ》（translocation）と言いますが、粘膜が弱ると転座が起こりやすくなります。病気や栄養不足で腸の粘膜のバリアが弱り、腸粘膜の透過性の亢進があると腸内細菌が入ってきます。つまり細菌が組織内に入るには、体組織を防御する仕組みを弱めなくてはなりません。

乳酸菌が免疫細胞に出合うためには、免疫組織の中に入る必要があり、免疫組織に入るのは粘膜のバリアが邪魔で入れない。もし乳酸菌が入れるとしたら、それは病気の人だけだ、ということになります。

では、乳酸菌が腸内で何かをして、その結果、腸の免疫組織に侵入することに成功！　みたいなことは起きないのか？　起きます。起きますが、予想外の形で起きます。

通常の状態よりも善玉菌(ビフィズス菌や乳酸菌)が増えた状態を想像しましょう。乳酸菌飲料には、「数百億個の乳酸菌が生きた状態で腸に届く」とあるので、飲めば数百億個単位で乳酸菌が増えた状態になるわけです。

腸内には1000兆個の細菌が棲んでいます。そこに100億個が加わっても、10万分の1なのでたいしたことはなさそうですが、これが局所的に固まっていると、腸組織の酸素欠乏を招きます(すい炎で乳酸菌によって腸虚血が起こった作用です)。腸の調子が悪く、虚血気味の腸組織なら、その部分の防御力が弱ります。腸の内と外を隔てる壁に小さな隙間が空く、いわゆるリーキー・ガット(腸粘膜のバリアが弱り、細胞と細胞の隙間から細菌が侵入し、有害物質が血中に流れ出す病気。「腸漏れ」と呼ぶ医師もいる)が起こるのです。[71] そこから細菌が体組織内に侵入します。そのまま血管に入れば、敗血症や心内膜炎などの病気を引き起こすかもしれません。

免疫を活性化させるどころか、これでは病気になるリスクが高くなるだけです。

乳酸菌で免疫が活性化するかどうかはともかく、大腸を健康にするためには乳酸菌を使うことができます。乳酸菌に含まれるリポテイコ酸(LTA)を抽出し、LTAを粘膜細胞に与えるという方法です。免疫受容体が刺激され、粘液の生産が始まります。正しく使えば、粘液のバリアが厚くなることで大腸は健康になり、リーキー・ガットのような病気も治るでしょう。[72]

心の病とお腹の関係

IBSは、心身症として分類されています。乳酸菌や食物繊維を抑えた食事法を行えば、70%は良くなることがわかっていますが、[29]いまだに心身症として扱われているのが現状です。

私の亡くなった父は医者でしたが、治療法がない病気の場合、「待機、安静、栄養」しかないと言っていました。これは治療が困難だった頃の、結核サナトリウムの理論ですが、後に精神病にも応用された言葉です。IBSが心身症であるならば、空気の良い山の中で静かに生活すべきなのでしょうか?

心身不調から始まるＩＢＳは本当にあるのでしょうか？　過去に難治性胃潰瘍はストレスが原因とされ、心療内科の受診を勧められましたが、ピロリ菌や強力な酸抑制薬の出現によって、胃潰瘍をストレスだという医者は、どこにもいなくなりました。同じことがＩＢＳにも言えるのではないでしょうか。

２０２１年、イタリアでは、下痢型ＩＢＳに対して20週間の乳酸菌や食物繊維を抑えた食事法を行ったところ、腸粘膜のバリア障害の改善とともに、対人感受性、抑うつ、不安、敵意、恐怖、自殺念慮などすべての心理的問題が、軽快したことが確認されています。[73] **ＩＢＳの発症はストレスではない**と認識されるのは、もはや時間の問題でしょう。

「脳の霧」の原因は乳酸菌だった

ＩＢＳと心の病気にまったく関係がないかと言えば、これは話が逆で、ＩＢＳを原因として心身症が引き起こされることがあります。

「脳の霧（Brain Fog）」という病気があります。新型コロナの後遺症でも発症すると言われ、3カ月以上も精神錯乱や短期記憶の低下、集中力の低下、頭がボーッとするといったことが起きます。

「脳の霧」の原因には、乳酸菌が関わっており、D－乳酸アシドーシス（D－乳酸による高乳酸血症）という病気により引き起こされます。乳酸菌の中でも乳酸桿菌で生じるものです。小腸で吸収されなかった炭水化物の急速な発酵が起こり、ガスが増加、大量のD－乳酸が産生されます。まさにIBSですね。

そして、作られた乳酸の量が肝臓での処理能力を超えるために、血液が酸性血症＝アシドーシスになり、疲労感や脱力感など、神経学的なさまざまな症状が引き起こされるのです。これが「脳の霧」の正体です。

2018年に、ジョージア州医科大学のラオ・サティィッシュらが「脳の霧」患者30人の食生活を調べたところ、全員がヨーグルトなどプロバイオティクス（乳酸菌などを食事で積極的に摂る食生活）を行っており、腹部の膨満感や痛みなどIBSの症状を示していました。[74]そのうち、78％の人の血液でD－乳酸アシドーシスが見られ、プロバイオティクスとヨーグルトの中止と抗生剤によって、病状は改善した

●脳の霧と乳酸菌の関係

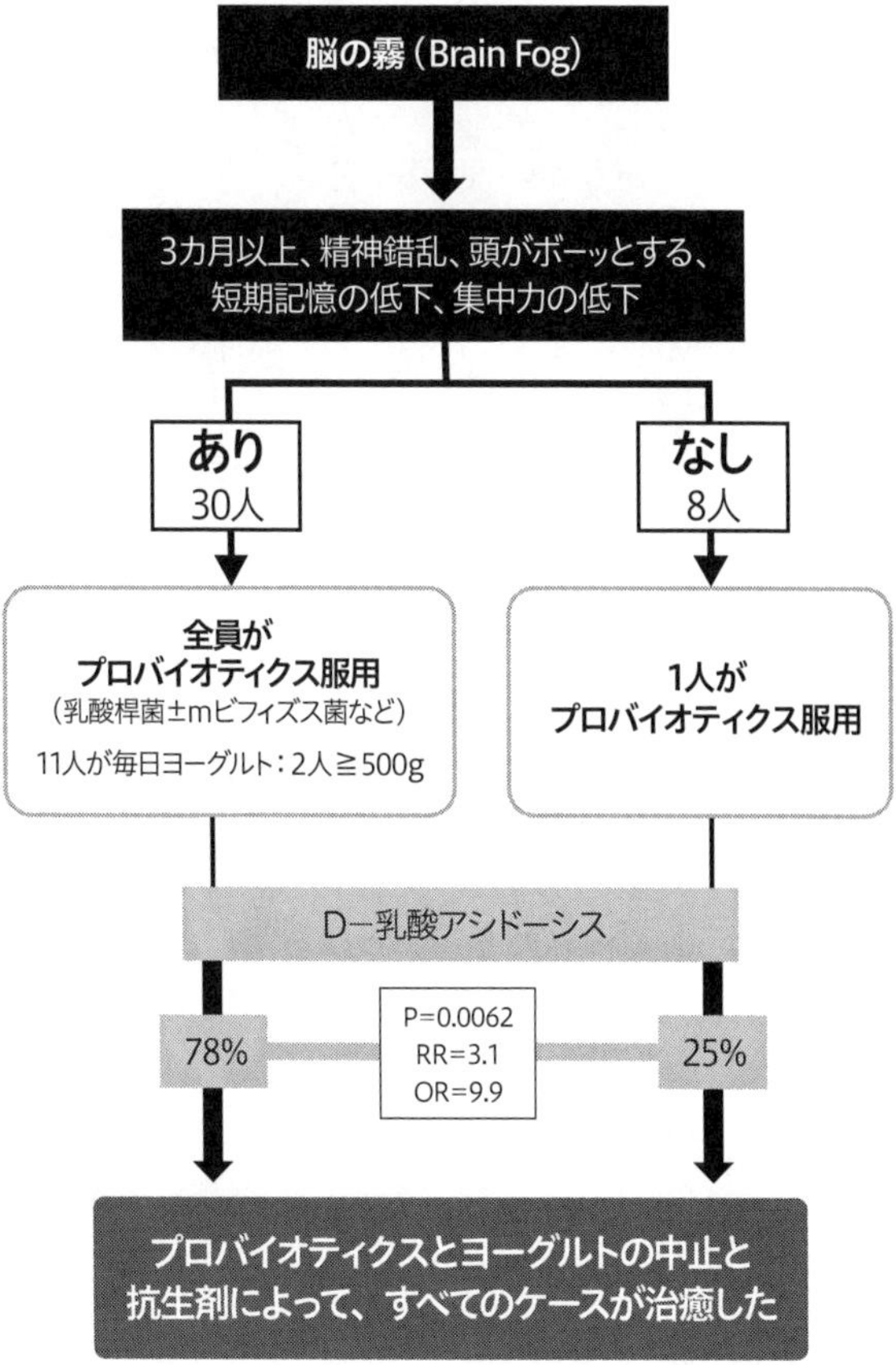

乳酸菌を摂りすぎて乳酸が増加することで、脳の霧が起きるという

そうです。
乳酸菌の過剰摂取でD－乳酸アシドーシスとIBSが起こり、「脳の霧」が発症したのです。最近、頭がボーッとして疲れが取れないと感じた方は、ヨーグルトや乳酸菌飲料を止めて、様子を見ることをお勧めします。

自閉症とIBSの関係

自閉スペクトラム症は、対人関係が苦手・強いこだわりといった特徴を持つ発達障害の一つです。コミュ障と最近はよく言いますが、軽いノリで使うものとは本質的に異なっていて、早ければ1歳半の乳幼児健康診断でその可能性を指摘されることがあります。

自閉スペクトラム症の患者は、対人関係やこだわりがきわめて強いのが特徴です。昔、『レインマン』という、自閉症の兄(ダスティン・ホフマン)と弟(トム・クルーズ)が旅をする映画がありましたが、自閉症の症状がうまく描かれていると話題になりました。自閉症患者は変化に敏感で、決めた習慣を決まった順番で常に行わないとパニックになります。

最近の調査では、子どものおよそ20～50人に1人が自閉スペクトラム症と診断されるとも言われています。[75]男性に多く見られ、女性の約2～4倍という報告もあります。

自閉スペクトラム症は、生まれ付き自閉症の特徴を持ち、成人になると対人関係を苦手とします。家の中に引きこもってしまう人もいるので、本当の罹患者数は調査の数よりも多いかもしれません。

自閉スペクトラム症の子どもが成人になると、うつ病やパニック障害、対人恐怖症だけではなく、ＩＢＳと逆流性食道炎を生じやすいことから、やはり消化管の細菌叢に原因があると思われます。

スロバキアの研究者グループは、自閉スペクトラム症の子どもたちの糞便に乳酸菌が増えていることを見付けました。[76]２０１９年には、これまでの研究結果が分析され、自閉スペクトラム症の子どもたちの腸内細菌叢にはビフィズス菌が少なく、乳酸桿菌が多いと報告されました。[77]

自閉症と乳酸桿菌には何か関係があるのでしょうか？

母親がＩＢＳの場合、**子どもが自閉スペクトラム症にかかる割合は67％増加**します。[78] ＩＢＳと自閉症に関係がある可能性があるのです。

どんな作用でＩＢＳと自閉症が結び付くのか、今、研究されています。

一番可能性が高いと考えられているのが、妊娠中の母親の食事です。食事の影響で胎児の脳に不可逆的な障害が起きるのではないか？　ということです。乳酸菌が増えていることから、乳製品などの摂りすぎが考えられていますが、さらにプロピオン酸を含む食品も問題にされています。

プロピオン酸というのは、短鎖脂肪酸（酢酸やプロピオン酸、酪酸の３種が代表的）の一つです。大腸に棲む腸内細菌が糖や食物繊維などをエサに増加して発酵し、その際に短鎖脂肪酸を作り出します。短鎖脂肪酸は食物繊維の発酵で産生しますが、プロピオン酸は糖の分解でできる乳酸とコハク酸からも作られます。

プロピオン酸というのは、防カビ効果や、味噌や醤油のような香ばしい香りがするため、食品添加物としても利用されています。

食物繊維や乳製品の過剰な摂取により、腸内でプロピオン酸が大量に作られ、さらに添加物のプロピオン酸が体内に入って体の処理能力を超えると、プロピオン酸が胎盤を通過し、胎児の血流に入っていきます。脳には脳血流関門があり、脳内物質や栄養以外の生理物質が脳に入らないようにブロックしますが、プロピオン酸はここも通過します。その結果、神経炎や神経膠症などの病気の原因になるのです[78]。

米国セントラルフロリダ大学の報告では、自閉症の子どもにはIBSが多く、便中にプロピオン酸が多いことがわかったそうです。そこで動物を使って、脳細胞を過剰な量のプロピオン酸にさらすと、脳に炎症を起こしたり、神経の発達を阻害することがわかりました。自閉症者によく見られる運動障害も、プロピオン酸によって脳神経の結合が減り、その結果として起きるのではないかと考えられています。

母親がIBSのために、腸内で健常者よりも多くのプロピオン酸が作られ、それが胎児の脳に影響するというのです。プロピオン酸は加工食品などからも摂取されますが、同大学研究チームのナーセル博士は、その量が非常に多いため、加工食品のプロピオン酸が胎児に移行するのが問題だとしています[79]。

プロピオン酸の働きはまだ仮説でしかなく、正確なことはわかりません。しかし、プロピオン酸にどんな作用があって胎児の脳に影響するかがわからなくとも、子どもがＩＢＳと自閉症を併発する確率が高いという事実はあるのです。

コラム

やせる菌は危険な菌

善玉菌・悪玉菌はもはや古い!

2021年、京都府立医科大学の内藤裕二氏は『すべての臨床医が知っておきたい腸内細菌叢』という専門書を執筆しました。[80] その本を手に取って、最も驚いたのは、本の索引に「善玉菌」「悪玉菌」という言葉がなかったことです。

2018年の同氏の論文では、[81] 「ビフィズス菌や乳酸菌などの有益な細菌」と記されていましたが、そのような文言もなくなっていました。この事実は、もはや私の世代の臨床医は、これらの言葉を廃語とすべきと感じている証拠であり、私が今回、この本を書く気持ちを後押ししたのです。

その本の中でたった一つだけ出てきた「善玉菌」という文字は、「次世代善玉菌」という言葉で使われていました。

それは、2017年にアッカーマンシア菌の有益性を記した論文のタイトル

「Next-Generation Beneficial Microbes：次世代有益細菌」に由来していると思われます。[82] 正式名アッカーマンシア・ムシニフィラ（Akkermansia muciniphila）は、ヒトの腸内に存在するムチン（粘液層の主成分）をコントロールする働きがあります。その存在率は腸内細菌叢全体の0・5～5％で、[82] 0・1％以下の乳酸桿菌を善玉菌とするよりは、矛盾がないかもしれません。

肥満、糖尿病、炎症との関連について近年、広範な研究がされるようになり、特に、肥満および2型糖尿病に有効である可能性が注目され、「やせる菌」として、アッカーマンシア菌が美容業界や糖尿病関連の業界で、よく知られるようになりました。

増えればやせるなんて、健診前に体重を減らしたい人にとって魅力的な菌のように思われます。しかし、残念なことに、日本人では男性の保有率はほとんど0％に近く、女性にしか期待できません。[80]

マウスの実験では、腸内で発酵するプレバイオティクスの投与で、アッカーマンシア菌が100倍に増えるため、[82]「腸活」と称し、腸内で発酵する食品をたくさん食べている女性は、アッカーマンシア菌が増えているでしょう（男性の場合は、ゼロを100倍してもゼロです）。実際に日本人女性でこの菌が20％以上存在する人も確認されています[81]。また、食物繊維が豊富な食事も、アッカーマンシア菌を増やすと報告されています[83]。

やせる菌でパーキンソン病に！

2020年、名古屋大学の大野欽司教授の研究グループから、驚くべきことが報告されました。

日本・アメリカ・フィンランド・ロシア・ドイツの5カ国のパーキンソン病患者の腸内細菌叢で、アッカーマンシア菌が共通して増加していることがわかったのです[84]。

パーキンソン病は、主に50歳以上に発症する脳の病気で、運動や歩行が困難になり、最終的には認知症となって、寝たきりになる難病です。日本で増加しており、今後も増加が予測されています。

パーキンソン病ではα－シヌクレインというタンパク質の異常蓄積により、中脳黒質の神経細胞が徐々に減少し、その機能が失われ、黒質とつながっている線条体のドーパミンが欠乏し、症状が現れます。α－シヌクレインというタンパク質は、狂牛病のプリオンのような病原性タンパクで、腸粘膜のバリアが弱った腸管から入り込むことがわかっています[85]。

アッカーマンシア菌は、食物繊維が豊富な状況では、粘膜のバリアを強化して病原物質の侵入を抑えますが、アッカーマンシア菌が多い状態で食物繊維が減少すると、病原菌になって粘膜バリアを分解してしまいます。そのためα－シヌクレインの体内侵入を許すという理屈です[86]。

やはり、善玉菌というものは、次世代であっても不利益な作用を持っているということでしょうか。たしかに、パーキンソン病の女性患者は体重が低く、徐々にやせることがわかっています[87][88]。

日本ではメタボが健康に最悪であり、国民にやせるように誘導しているように思えますが、40歳以上の日本人35万人以上の長期観察（男性11年間、女性13年間）

では、BMI（肥満度）が27以上より、BMIが19以下の人の方が死亡率が高いのです。[89] つまり、日本人では太っているより、やせている人の方が死亡者が多いということをご存じでしょうか。

アッカーマンシア菌はIBSの下痢型で減少し、IBSの便秘型で増加しますが、パーキンソン病では、80％の人が便秘を生じます。パーキンソン病の便秘の特徴は、大腸が異常に拡張（緩んでいる）しているため、どんどん便が蓄積する、いわゆる「弛緩性（しかんせい）便秘」です。[90]

つまり、パーキンソン病との関係において、アッカーマンシア菌は、大変危険な菌と言わざるを得ないのです。

第四章　ピロリ菌を除菌しても胃ガンは減らない

ピロリ菌は悪玉か？

ピロリ菌は撲滅すべき悪だと言われています。胃ガン防止にはピロリ菌の除菌が有効で、ピロリ菌抗体が陽性であれば、お医者さんから抗生物質による除菌を勧められると思います。

オーストラリア・パース王立大学のロビン・ウォーレン医師とバリー・マーシャル医師が、胃炎を起こしている人の胃からピロリ菌を発見したのは、1979年のことです。それまでの医学の常識では、胃の中は胃酸があるので、細菌は生きられないと考えられていました。食べ物と同じように細菌も溶けてしまうと考えられていたのです。

胃炎患者の胃の中で生きている細菌なら、もしかしたらこの菌が胃炎の原因ではないか？　とマーシャル医師は考え、何と、培養したこの未知の菌を飲んでしまいます。医学のためなら胃炎にだってなってやる！　という医者魂に感服です。

未知の菌を飲んだ後、マーシャル医師はどうなったか？　無事に医師は胃炎になりました。さらに医師の胃の中にも同じ菌が発見されました。胃炎の原因は、胃酸でも溶けない不思議な菌が引き起こしていたのです。

この菌はヘリコバクター・ピロリ菌（名前の由来は、ヘリコはらせん状という意味で、菌の形がねじれているため。バクターは菌、ピロリは胃の幽門＝ピロリ付近で見付かったためです）と名付けられ、この発見により、両教授は2005年にノーベル生理学・医学賞を受賞しました。菌を飲んだガッツある行動のおかげですね。

胃炎が悪化すると胃ガンになります。ピロリ菌が胃炎の原因なら、ピロリ菌を殺菌・除菌してしまえば、胃ガンはなくなるのではないか？　と世界の医師たちは考え、同時に製薬会社が動き出しました。

1980年代に、抗生物質を使えばピロリ菌を胃の中から除菌できることがわかり、除菌の後は胃炎や胃潰瘍が改善されることがわかりました。

ピロリ菌除菌こそ正義

日本人は胃ガンが多いという話を聞いたことがあるでしょうか。日本人と韓国人は胃ガン発生率が非常に高く、欧米人の5倍と言われています。日本では、東北地方で特に胃ガンの発生率が高いため、東北の人がよく食べる漬物の塩分が悪いのではないか？　と言われてきました。塩が胃の粘膜を刺激して萎縮性胃炎を引き起こし、それが悪化して胃ガンになると考えられます。韓国の人もキムチを大量に食べるため、世界的に見ても塩分摂取量が多いので、塩分が発生率に影響すると考えていいでしょう。

ベーコンなどの加工肉には、色落ちしたりボツリヌス菌のような有害菌を増やさないように亜硝酸塩が添加されています。また、ホウレンソウやキャベツなどの葉物野菜にも硝酸塩の形で含まれており、誰でも一定量は日常的に摂取しているのではないでしょうか。

アミノ酸が分解する過程で発生するアミンは、発酵食品（まさにお漬物ですね。他にも干し魚など）に多く含まれます。

亜硝酸塩とアミンからは、ニトロソアミンという強力な発ガン物質が発生しているのです。ニトロソアミンも、塩分のように萎縮性胃炎を引き起こします。

胃ガンを予防するには塩分や発酵食品を控えることですが、地域に根付いた食文化を変えることは簡単ではありませんし、胃に対する影響には個人差もあります。結局、胃ガンは早期発見で切除する以外に治す方法が難しかったのですが、そこに現れたのがピロリ菌の除菌だったのです。

2000年以降、日本では胃潰瘍、十二指腸潰瘍に対するピロリ菌の除菌治療は健康保険の適用となり、さらに2013年には、ピロリ菌感染胃炎も健康保険でカバーできるようになりました。現在までにおよそ1500万人が除菌治療を受けています[91]。

しかし人間の体はそう単純なものではありません。米国感染症学会元会長で微生物学教授のマーティン・J・ブレイザー博士は、ピロリ菌を完全な悪役としてすべて除菌しろという医学会の流れに疑問を持ちました。ピロリ菌の正確な働きがわかっていないにもかかわらず、次々と製薬会社が研究会を起ち上げ、除菌を正義とする世論を作り出していた様子を知っていたからです。

ピロリ菌に悪役のレッテルを貼り、「見付けて、殺せ！」という大合唱が起こり、日本だけではなく、アメリカでもピロリ菌除菌は強力に進められていたのです。

ブレイザー博士は微生物学者の立場から、細菌の世界は、そんなに単純なものではないことを知っていました。そして、10万年前の人間の化石にピロリ菌の痕があることを発見したのです。少なくとも10万年前からピロリ菌は人間と共生していた。しかしピロリ菌由来の胃潰瘍の痕がなかったため、ブレイザー博士は古代では、共生関係が普通だったのではないかと考えます。

現代に進むにつれてピロリ菌は減少し、今は胃の出口のあたりにいるだけです。これがさらに減ると、逆に体に悪いことが多くなるのだとブレイザー博士は主張しています。そして今、アメリカで現実に悪いことが起きているというのです。

胃潰瘍や胃ガンを引き起こす悪い菌のはずのピロリ菌ですが、全部いなくなるとどんな問題が起きるのでしょうか。

ピロリ菌がいないと脳卒中で死ぬ?

ピロリ菌に感染していない＝ピロリ菌陰性の人は、胃ガンで死ぬ確率は下がります。しかし一方で、別の病気で死ぬリスクが上昇するのです。

2013年、ブレイザー博士の研究グループは、ピロリ菌に感染していると脳卒中による死亡率が低いことを発見しました。さらに長期間での死亡率を平均すると、ピロリ菌陽性の人とピロリ菌を保菌していない人＝ピロリ菌陰性の人の死亡率は、ほぼ同じだったことがわかりました[92]。

ピロリ菌陽性では胃ガンによる死亡は多かったのですが、逆に脳卒中などでの死亡が少ないために、すべての疾患での死亡率は、ピロリ菌陰性の人たちと変わりがなかったのです。

ピロリ菌陽性の人たちの特徴は次の通りです。

①心血管系疾患による死亡：減少
②虚血性心疾患による死亡：減少
③脳卒中による死亡：減少
④すべてのガンによる死亡：減少
⑤肺ガンによる死亡：減少

⑥胃ガンによる死亡：増加
⑦食道ガンによる死亡：低下
⑧すい臓ガンによる死亡：低下
⑨呼吸器疾患による死亡：減少

ピロリ菌は胃ガンを引き起こしますが、体全体で考えると病気を予防するような働きがあるらしいのです。なぜそんなことが起きるのかと言えば、免疫の働きです。ピロリ菌は体にとって悪い存在なので、胃の免疫システムはピロリ菌を倒そうとします。その時にできる免疫物質がワクチンのように働いて、健康維持にひと役買っているらしいのです。

矛盾した話ですが、ピロリ菌陽性の人は胃ガンになるリスクが高くなる一方、ピロリ菌が萎縮性胃炎を発症するとｐＨ値が上昇し、低いｐＨ値の胃液が食道に逆流することを防ぐため、食道腺ガンになる可能性は低くなります。

ある面では共生的＝善玉で、ある面では寄生的＝悪玉となる生物の関係を、生物のアンフィバイオーシス＝両義性と呼びます。生物の世界は善悪が入り混じっているのが当たり前なのです。

なお、2019年に、ブレイザー博士は国際的な権威のあるロベルト・コッホ金メダルを受賞しました。さらに翌2020年には英国微生物協会賞も受賞しています。これは、世界の医学界でブレイザー博士の研究が認められたことを意味します。

ピロリ菌が減ると起きる病気

ピロリ菌が悪玉か善玉かはともかくとして、ある種の病気を抑える仕事をしているのはたしかなようです。

まず喘息とアレルギー。1990年代に、ピロリ菌は悪玉なので、きっと胃炎・胃潰瘍以外にも悪いことをしているだろうと考えられ、最初に子どもの食物アレルギーの原因ではないか？　と疑われました。ところが2003年、ピロリ菌陽性の子どもは、喘息やアレルギー疾患が少ないこと、成人でも喘息、アトピー性皮膚炎、アレルギー性鼻炎の有病率はピロリ菌があると30％減少すると発表されています[91]。

悪玉どころか、ピロリ菌は喘息やアレルギーを抑える働きをするのです。さらに2007年、7663人の調査報告から、小児期のピロリ菌感染によって、喘息やアレルギーのリスクが減少することが報告されています[91]。

ピロリ菌に感染すると、好中球活性化タンパク質が作用して免疫が活性化し、アレルギーを抑制するらしい。一病息災ではないですが、ピロリ菌に感染していることで、体はピロリ菌が増えないように免疫力を活性化させ、その結果、健康になるというユニークなことが起きているわけです。

ピロリ菌はどんどん減っている？

ピロリ菌が減ることで、**胃ガン以外の疾患による死亡率は上昇**します。

ピロリ菌の除菌には、メリットとデメリットの両面があり、単純にピロリ菌は悪い！　除菌は正義！　とは言えなくなってきました。ピロリ菌陽性の人が全員胃ガンを発症するわけではありません。ピロリ菌に胃炎や胃潰瘍、胃ガンなどを発症させないようにしながら、共存していく道を探っていくのがこれからの課題ですが、そうのんびりしてもいられなくなってきています。

何とピロリ菌の保菌者が年々減っているのです。

ピロリ菌の感染は経口感染で、5歳までに感染しなければ一生感染しないと言われています。5歳を過ぎると胃酸の分泌が盛んになり、胃の中に入ってきたピロリ菌を除去してしまいます。5歳までピロリ菌に感染しなければ、ピロリ菌が胃に定着しないのです。

ピロリ菌は水とヒトから感染します。上下水道が普及し、衛生的になったことで感染経路が断たれました。昔は井戸水だったので、トイレから井戸水が汚染され、井戸水からピロリ菌が発見されることもありました。またピロリ菌陽性率の高い高齢者が、孫と一緒に暮らす家庭が少なくなったことも大きな要因です。

抗生物質の効果もあります。何かと言えば抗生物質を使うため、ピロリ菌が減ってしまったのです。

欧米でも日本でも同じ傾向があり、ピロリ菌陽性の人口は年々減っています。わざわざ除菌をしなくとも、早々にピロリ菌の保菌者はいなくなってしまいそうです。

ブレイザー博士は、ピロリ菌の消滅により小児喘息など、子どものアレルギー症状が悪化することを懸念しています。ピロリ菌の除菌後に逆流性食道炎が悪化する成人も少なくないため、弱毒化したピロリ菌をワクチンとして投与することも必要ではないか？　と提案しているのです。

自然保護の話ですが、狼を退治したら、鹿が増えすぎて森が丸裸になってしまったそうです。一方的に、悪いからと言って特定の生き物を根絶してしまうと、生態系のバランスが崩れてしまうように、人間の健康もバランスが大切なのです。

ピロリ菌の除菌で胃ガンは減らない？

ピロリ菌は胃ガンを引き起こします。その点はまったく正しい。しかしピロリ菌を除菌したら胃ガンが減るのかというと、そうでもないのです。

2018年5月、当時の加藤勝信厚生労働大臣は国会答弁において、ピロリ菌を除菌することで胃ガンが減るというエビデンスはないと答弁しました。質問者が、小中学校からピロリ菌を除菌したらどうか？　と提案したところ、そんなことをする必要がない、なぜなら、ピロリ菌除菌で胃ガンが減るという証拠がないからだと答えたのです[93]。

ピロリ菌が原因で胃ガンになるのに、ピロリ菌を除菌しても胃ガンにかかる。おかしな話ですね。しかしこれは、ピロリ菌がどのように胃ガンを引き起こすのか、その順序を見ていくとわかります。

正常な胃がピロリ菌に感染すると、胃は炎症を起こします。それが持続すると萎縮性胃炎になります。

ピロリ菌には、胃の細胞に注射をするような針があり、CagAなどの遺伝子に異常を引き起こすタンパク質を注入するのです。ピロリ菌のCagAは、塩分が多い食事で増加します。CagAが注入された胃の粘膜は、胃の粘膜ではありながら、腸の粘膜のような異常な粘膜（腸上《ちょうじょう》皮《ひ》化《か》生《せい》という）になっていきます。腸上皮化生が起きると除菌の効果はほとんどありません。つまり、すでに腸上皮化生が起きている人は、除菌をしても胃ガンを予防できない可能性が高いのです。さらに、腸上皮化生は胃ガンの一歩手前の状況ですが、わざわざ薬で除菌をしなくとも、ピロリ菌が棲めない状況になっていきます。その結果、ひどい慢性胃炎でもピロリ菌の抗体検査が陰性になります。

80歳以降で胃ガンを発症する人のほとんどすべては、ピロリ菌が自然消失しています。この状態、つまりピロリ菌がいなくなった時期に最も胃ガンが多いことは、以前から指摘されていましたが、理由はわかりませんでした。

2022年、東京大学から驚くべきデータが公開されました。東京大学や亀田総合病院でピロリ菌を除菌した2万人の追跡調査で、10年以上経過した後では胃ガン抑制効果があるが、除菌直近の10年間では、胃ガン抑制効果は認められないという結果でした[94]。

日本でピロリ菌の除菌が推進されたのは、わずか3年で胃ガン発生が3分の1に減少するという、2008年の論文を根拠としていました[95]。しかし、実際に追跡してみて10年間経過を観察したところ、その通りにならなかったということは重大な事実です。そして、除菌後から10年間、胃ガン抑制効果がないのであれば、高齢者での除菌効果はきわめて限定的だということになります。

胃ガンは、加齢によって発生率が指数的に増加する高齢者の病気です。そして、ピロリ菌の除菌後に**胃ガン以外の死亡率が増加する**可能性があるのです。

ピロリ菌除菌によって、胃ガンが発症する前に他の疾患で死亡する人が増加すれば、統計的には、除菌したグループで胃ガンの発症率が低下するため、あたかも除菌で胃ガンが減少したようなデータになります。この見かけ上の除菌効果について、私は2020年に、米国消化器病学会機関誌（Gastroenterology）で報告しましたが、編集委員を含め、誰一人からも反論はありませんでした。[96]

ピロリ菌がいなくなって本物の悪玉が来る

ピロリ菌の発見も、腸の悪玉菌・善玉菌説と同様に細菌培養法によるものでした。ピロリ菌発見時に、培養できた唯一の胃の悪者細菌だったわけです。

しかし2006年、16SrRNA遺伝子分析で人の胃から128種の細菌が同定され、ピロリ菌以外にも多くの細菌が、胃内に生息することが報告されたのです。[97] ピロリ菌以外の菌が胃ガンの原因かもしれないのです。

世界の最先端の研究は、さらに進んでいきます。萎縮性胃炎が進んで腸上皮化生が現れると胃酸の産生が低下しますが、その状況で、発ガン物質のニトロソアミンを生み出す細菌が、胃内で増加することがわかってきました。ピロリ菌は胃炎や腸上皮化生を引き起こしますが、直接ガンを発症させる物質を作り出すことはできません。つまり、ピロリ菌が存在している時は、それなりの共生を保っていて、ピロリ菌が除菌されると、本当の悪玉が棲み着くという仮説が主役に踊り出たのです。[98]

では、本物の悪玉とはどんな細菌なのでしょう？　２００９年のスウェーデンの研究では、ピロリ菌の支配が減少した胃内で増えていたのは、乳酸菌（レンサ球菌と乳酸桿菌）とベイロネラ、プレボテラでした。[99] その後、ピロリ菌の減少とともに、胃内細菌叢の共生失調によって発ガン性物質を産生する細菌が増加することが、数多く報告されるようになります。この時点で、日本でピロリ菌を主として研究してきた研究者が、大学から次々と姿を消すようになった感じがしたのは思い過ごしでしょうか。

乳酸桿菌はプロバイオティクスとして利用され、宿主にとって有益であると考えられているけれども、ガンの状況では、乳酸レベルの上昇は非常に有害である可能性があることが語られたのが2017年です[100]。また、最近では、胃内に乳酸桿菌が定着していると、胃ガンの予後が悪いことも指摘されています[101]。つまり、乳酸の上昇によって胃ガンに栄養を与え、炎症の促進と腫瘍血管新生を増強させ、ガンの発育進展、転移に寄与するというものです。

2019年、オーストラリアの研究者は、胃ガンの存在する胃粘膜では一貫して乳酸菌が多いことを強調しました[101]。

2022年に、韓国から報告された胃ガンと胃の細菌叢の研究では、ほとんどピロリ菌の存在そのものが無視され、乳酸桿菌とベイロネラ菌が胃ガンで増加していることが強調されました。その中でベイロネラ菌は、発ガン物質のN－ニトロソ化合物の前駆体である亜硝酸塩の胃への蓄積に関与することが示唆されています[102]。

このような世界的な研究の情報を、患者さんに説明する医者がほとんどいないのが日本の現状です。

さて、ピロリ菌がいなくなってから、発ガン性の高い他の菌の支配が起こり、胃ガンが発症しやすいのであれば、ピロリ菌を人工的に除菌した後はどうなるのでしょうか。

香港大学や北京大学の報告では、ピロリ菌が生来いない胃の細菌叢とほぼ同様になることが報告されています[103][104]。ただ、それが乳酸菌をたくさん摂取している日本人に当てはまるのかを心配していたのです。

2021年、大阪市立大学、理化学研究所、早稲田大学などが、ピロリ菌除菌後の日本人の胃内細菌叢を16SrRNA遺伝子分析しました。平均13カ月の経時的変化を調査した結果では、細菌叢は失調したままで多様性の回復は確認できなかったのです[105]。

さらに問題となっている乳酸桿菌やベイロネラ、プレボテラなど(ピロリ菌が自然に消失して、胃ガン発症が増加する時期に増加する細菌)が、除菌後に増加していることが確認されました[105]。

ピロリ菌を除菌するとＩＢＳが悪化する

ピロリ菌がＩＢＳの原因ではないかと考えられ、たくさんの研究論文が報告された時期があります。

２０１９年、シンガポールの研究者が、約60年間に報告されたピロリ菌除菌とＩＢＳについて記された、約３０００の論文を精査したところ、９つの論文だけが高水準であり、それらの分析ではピロリ菌除菌を行っても、ＩＢＳ症状は改善されないとしていました[106]。さらに、除菌による抗生物質の使用によって、無症状の人が新たにＩＢＳを発症する、大きなリスクがあることを述べています。

ピロリ菌に感染していない慢性胃炎

昔の培養法で胃の細菌が培養されなかっただけで、16ＳｒＲＮＡ遺伝子分析では、ピロリ菌がいない胃にも多くの細菌が存在することがわかりました。

ＴＶでよく紹介される、「乳酸菌を飲んでも胃で乳酸菌が死んでしまう」と言う説がありますが、それは嘘です。食事やタイミングの関係で、多くの乳酸菌は生きたまま胃を通過し、胃にとどまって定着する菌も存在するのです。

胃炎も胃ガンもない胃の細菌叢の構成の割合は、ファーミキューテス門、バクテロイデス門、アクチノバクテリア門が多く、大腸の細菌叢と類似しています。このコミュニティのバランスによって、胃や腸は病原菌の感染を防いでいるのでしょう。

驚くことに、ピロリ菌が存在する場合でも、ピロリ菌を除くと、同じ割合で細菌のバランスが保たれているのです。さすが10万年もヒトの胃に棲んでいた菌です。協調性があるのでしょうか。

最近、ピロリ菌に感染したことのない人の胃カメラを見ていると、胃の出口（幽門洞）にただれや発赤《ほっせき》があるケースが多くなってきていることに気付きました。

昔は、胃炎と言えばピロリ菌でしたが、ピロリ菌は陰性なのに、胃の出口に胃炎がある人が多いのです。そして、毎年、同じような胃炎なので、慢性胃炎の状態なのです。そのような慢性胃炎を幽門洞《ゆうもんどう》胃炎（びらん性胃炎）と言いますが、2009年の、香港中央大学による16SrRNA遺伝子の分析結果では、その炎症部位に乳酸菌のレンサ球菌が異常に多いことが確認されています。[107]

レンサ球菌種は、ピロリ菌と同様に強酸に耐性があり、胃の中で生き残ることができます。ピロリ菌は、ｐＨ値の低い胃の中で生き残れるように、菌自体からアルカリ性のウレアーゼという酵素を出して自分を守っていますが、レンサ球菌や乳酸桿菌などの乳酸菌も、ｐＨ値が１以下の環境でウレアーゼを出すのです。

中国の研究者らは、胃ガンの人の糞便で、乳酸菌である乳酸桿菌とレンサ球菌が明らかに多いことを報告しています。[108][109]つまり、胃ガンでは、乳酸菌が胃だけではなく大腸でも増加しているということです。それらの乳酸菌によって多くの乳酸が大腸で産生され、血液を介して胃ガンの発症や増殖に寄与する可能性を示唆しています。つまり、直接的に胃で乳酸菌が増加するだけではなく、腸で乳酸菌が増加することも、胃ガンの発症に関与するらしいのです。

ピロリ菌を除菌し、ピロリ菌感染が激減している日本人が、乳酸菌飲料を毎日摂取しているのは、建国から２０００年以上の日本の歴史上初めてのことです。私たちは全国民的規模の実験を行っているとも言えるでしょう。数十年後、どのような影響が日本人に発生するのか、大いに懸念しています。

コラム

ダイエット食品でガンになる？

やせる食物繊維に発ガン性？

最近、食物繊維のイヌリンが人気です。真夜中のＴＶのＣＭに必ず出てきます。血糖値の上昇を抑え、血中中性脂肪を減らし、腸内環境を整えるという触れ込みで、ダイエット食品などには必ずと言っていいほど含まれています。

イヌリンについては、国立健康・栄養研究所のデータベースにおいて、安全性に関する情報が開示されています。その中で、イヌリンの８～14ｇ／日の摂取は８週間までは安全と書かれており、副作用は、胃腸におけるガスの発生、腹部膨満感、胃痙攣などで、まさにＩＢＳ予備軍です。体質的にＩＢＳになりやすい人は、イヌリンがきっかけでＩＢＳを発症するかもしれません。

イヌリンの摂取量は１日４・５ｇまでは安全性に問題がないとの報告がありま す。しかし、困ったことに、イヌリンの長期摂取では肝臓ガンになる危険があるのです。[110]

イヌリンが短期間でメタボリックシンドロームを改善させるのは本当です。

２０１８年に、ペンシルベニア州立大が科学雑誌『Cell』に発表した論文では、マウスの食事にイヌリンを加えると短鎖脂肪酸が増加し、メタボが改善しました。

通常の実験はここで終わるのですが、彼らは、もっと良い効果が得られるのではないかと期待して、そのまま実験を継続したのです。

ところが、2週間後からマウスの40%でビリルビンが上昇して黄疸《おうだん》となり、6カ月の経過で１００％マウスが肝臓ガンを発症したのです。

イヌリンを与えるとメタボが改善することを確認したが、そのまま続けるとどうなるのだろうと思ったら、最後にはガンができてしまったというわけです。

この実験で、マウスにイヌリンの発酵を阻害する薬剤を投与、または発酵細菌を減少させたところ、腸内の短鎖脂肪酸が減少し、肝臓ガンは発生しませんでした。

イヌリンによる肝臓ガンを防ぐには、

・酪酸産生細菌を枯渇させる
・腸内発酵を阻害する
・食物繊維を食事から排除する

ことが必要であり、発酵性食物繊維の食品は、「有益性」よりも「有害性」に細心の注意を払うべきと述べました。私は、このことは他の繊維質でも言えるのではないかと考えています。だから、機能性食品のすべてに対して、長期的副作用を確認すべきと主張しているのです。

このような作用を持つイヌリンなので、メタボだけに上手に効かせるには飲む量がかなり難しいのではないか、飲みすぎるとIBSやガンになるのでは？

私はそう思って心配になり、市販のダイエット茶に含まれているイヌリンの量を調べて驚きました。ダイエット茶は1回1包2gの個別包装です。その1回分の中にどのぐらいのイヌリンが含まれていると思われますか？

何と0・1gでした。

1日摂取量の上限で推奨されるイヌリンの量は4・5gです。製品の説明に好きなだけ飲んでいいと書いてあったため、IBSになるのではないかと不安になりましたが、よく見たら0・1gしか入っていなかったのです。そんなものがメタボに効くわけがありません。

イヌリンを飲むと便が出るようになるというのは、繊維が発酵する副作用を利用したものです。1gでも効かないのに、0・1gなんて効くわけがないんです。

安心して飲んでください。毒にも薬にもならない、ただ、血糖値も変わらないし、IBSにもならず、メタボも治りません。

第五章　欧米では常識！　腸を治す最新食事事情

食物繊維でガンになる！

食物繊維は大腸ガンを予防すると言われてきました。

食物繊維が大腸ガンを防ぐと最初に提唱したのは、英国の医師であるデニス・パーソンズ・バーキットでした。彼は、アフリカの排便回数の多い民族に大腸ガンが少ないことを発見し、食物繊維の多い食事によって排便が多くなり、腸がキレイになっているためだと考えました。基本的にその考えは、腸内の毒素をデトックスするという昔の理論に基付いていました。やがてバーキット理論は、シリアル会社によって食物繊維の一大健康ブームに利用されます。

実は、バーキットは医師としてだけではなく、宣教師としてアフリカに渡ったのです。そのため、彼は住民の生活をよく観察できたのです。バーキットが訪れたのは当時、英国の植民地であったアフリカ・ウガンダで、主食は食用バナナでした。

実際にウガンダの大腸ガン患者は明らかに少なかったのですが、理由は食物繊維ではなく、寿命の短さです。日本でもガンが死因1位になったのは平均寿命が伸びたからです。それまでは国民の多くがガンにかかる前に亡くなっていました。これは統計操作のマジックで、行政の成果報告でも時々見られます。ウガンダも同様で、大腸ガンにかかる前に亡くなっていた可能性が高いと推察されます。

大腸ガン患者が少ないのは、大腸ガン患者になれるほど長生きしないからというブラックジョークのような話です。

そして、バーキット以外の医師たちも、食物繊維は大腸ガンを防ぐと主張するようになりました。そもそもの根拠が間違っていたにもかかわらず、実際に食物繊維に大腸ガンを防ぐ効果が見付かったという論文がいくつも発表されたのです。このようにブームに流されて、肯定的な論文が続々と報告されるのは、医学界ではよくあることです。

食物繊維には、大腸の悪いものをからめ取って掃除してキレイにしてくれるような、そういうイメージがあります。その後、食物繊維の有用性は、細菌のエサとなり生じた短鎖脂肪酸が、ガン細胞の遺伝子に作用して自死させたり、ガン細胞の増殖を抑えるという理論に発展していくのです。

日本でも20世紀末に食物繊維のブームが起きました。当時は「食物繊維でガン撲滅」という講演会が、毎月のように日本のどこかで開催されていました。しかし、そのような啓蒙活動はまったく無意味とでも言うように、日本では大腸ガンが増え続け、年間16万人が大腸ガンを発生し、5万人以上が死亡しています。今の日本の状況から見て、食物繊維による大腸ガンの予防が、根本的に間違っていたとしか思えないのです。

そして、21世紀になり、**大腸ガンの予防と食物繊維は無関係**であるという研究結果が次々に出ています。

2005年に、国立がん研究センターが「日本においては果物や野菜の摂取と結腸直腸ガンのリスクとの間に関連性はない」という論文を発表しました。約9万人という大規模な疫学調査を行った結果、野菜や果物をたくさん食べても、大腸ガンが抑制されないと結論しています[三]。

ほとんどの大腸ガンの発生源となるのは大腸腺腫（ポリープ）です。そのため、大腸ポリープが食物繊維で抑制されれば、食物繊維が大腸ガンの予防に有効だと言えます。2017年の、中国とスウェーデンの研究者からの報告では、ランダム比較試験の約5000人の参加者の5つの研究を分析した結果、食物繊維を増やしても大腸ポリープの再発を予防できませんでした。[112] つまり、**食物繊維の多い食事は大腸ガンを予防できない**という結果だったのです。

酪酸は体に良いのか悪いのか？

腸に働きかけるのは食物繊維ではなく、食物繊維から作られる酪酸などの短鎖脂肪酸です。腸内に食物繊維の発酵菌が多いと、それだけたくさんの短鎖脂肪酸が作られ、大腸に与えられます。

短鎖脂肪酸は、腸にとっても体にとっても良いものだと考えられてきました。1981年に報告された論文で、マウスに人工的に発生させた大腸ガンに、高濃度の酪酸を与えるとガンが縮小したと報告されました。[113] それ以降、酪酸が大腸ガンを抑制するという研究が増え続けます。そして、酪酸が菜食で増え、さらにセルロースによって増えることから、セルロースが大腸ガンを予防する可能性も指摘されました。[114]

酪酸の栄養によって大腸の粘膜細胞が厚くなり、粘膜のバリア機能が増して病原体の侵入を防ぐという理論です。

一方では、酪酸が大腸ガンのリスクを高めるという研究があります。

大腸にポリープを人工的に発生させたマウスに、低糖質の食事や抗生剤による除菌を行うと、酪酸が減少するとともにポリープが減少したという実験結果が、２０１４年にカナダのトロント大学から、有名科学雑誌『Cell』に報告されました[115]。

この報告を読んだ時、私は大きな衝撃を受けたのです。私は20年間以上、毎日のように大腸内視鏡を患者さんの肛門から入れて、患者さんのポリープを一生懸命取り続けてきました。大腸ガンの予防に役立つと思っていたからです。しかし、食事療法で大腸ポリープが消えるというのです。記事を読んで、「一体、私は何をしてきたんだ」と思い、大腸内視鏡に対する情熱を失っただけではなく、酪酸などを発生させない食事療法を追求すべきだと思うようになりました。

２０２１年に日本でも、酪酸と大腸ガンの関係を調べています。がん研有明病院で、大腸ガンと診断された患者から抗生剤の影響のないサンプルを採取し、16Ｓｒ

RNA遺伝子分析が行われ、酪酸との関係を分析したのです[116]。その結果、高濃度の酪酸が、動物およびヒトで大腸発ガンを抑制するという意見は否定され、濃度にかかわらず**酪酸が大腸ガンを誘発する**と結論付けられています。

酪酸は、大腸ガンの「抑制」と「促進」の両方に影響するという研究もあります。これを酪酸パラドックスと言います。結局、細胞の老化レベルで、どちらになるのかが決まるというのです。

とはいえ現状では、腸内で細菌がエサに使う不溶性繊維質のサプリメントまで売られています。こうしたサプリメントは腸内細菌にエサとなる食物繊維を与えて短鎖脂肪酸をたくさん作らせます。その結果、短鎖脂肪酸を作る腸内細菌も増えることになります。

腸内細菌が作る短鎖脂肪酸のうち、酪酸は腸の栄養となり、腸管の粘膜を厚くします。しかし大腸ガンを防ぐことはできず、むしろ悪化させます。短鎖脂肪酸が増えることは腸を健康にするとともに、大腸ガンの発生リスクを上昇させるようです。

IBSの人は、酪酸が腸を健康にするための条件を、腸が満たしていない可能性があります。むしろ酪酸を摂ることで、大腸ガンのリスクが上がってしまうかもしれません。お腹の調子が悪い人は、酪酸を避けた方がいいでしょう。

繊維と発酵性糖質を徹底排除

ＩＢＳの人はお腹の中で異常発酵が起きやすく、発酵性食物繊維や糖類を含む食事は好ましくありません。

ＩＢＳの人が避けるべき食材は、小腸で消化吸収されにくい糖類や繊維類（Fermentable：発酵性、Oligosaccharides：オリゴ糖、Disaccharides：二糖類、Monosaccharides：単糖類、Polyols：ポリオール）です。単糖類とポリオール間にＡｎｄを入れた頭文字を拾って、ＦＯＤＭＡＰ＝フォドマップと言います[117]。

多くの食べ物は小腸で栄養として吸収されますが、小腸で吸収されずに大腸まで送られ、そこで細菌の力で発酵する繊維質や糖質がフォドマップです。

ＩＢＳが発症するのは、フォドマップが大腸で発酵し、水素などの大量のガスを発生させることが原因の一つと考えられます[118]。そのため、食事制限によって腸内環境を整える必要があります。

本書で解説したように、フォドマップはビフィズス菌や乳酸菌のエサであるため、これらの菌の増加は、IBSを引き起こす引き金《トリガー》になります。

フォドマップには、さまざまな食材が含まれますが、意外なところでキシリトールがあります。虫歯予防効果が認められていますが、キシリトールはフォドマップのP：ポリオールの一種です。虫歯をなくそうと一生懸命ガムを噛むと、下痢だけでなく、ガスでお腹が痛くなります。

フィンランドの歯科医では、キシリトールによるIBSについて指導すべきとしていますが、[119] 日本でそのような注意をする歯科医はまだ少ないと思われます。

小腸で吸収できない糖質が大腸で発酵

食物不耐症という病気があります。特定の食物（糖質）を消化する酵素が消失〜不足するために症状を生じる病気です。

食物アレルギーと間違われやすい病気ですが、食物アレルギーが食品のタンパク

● フォドマップは腸内で発酵する糖類

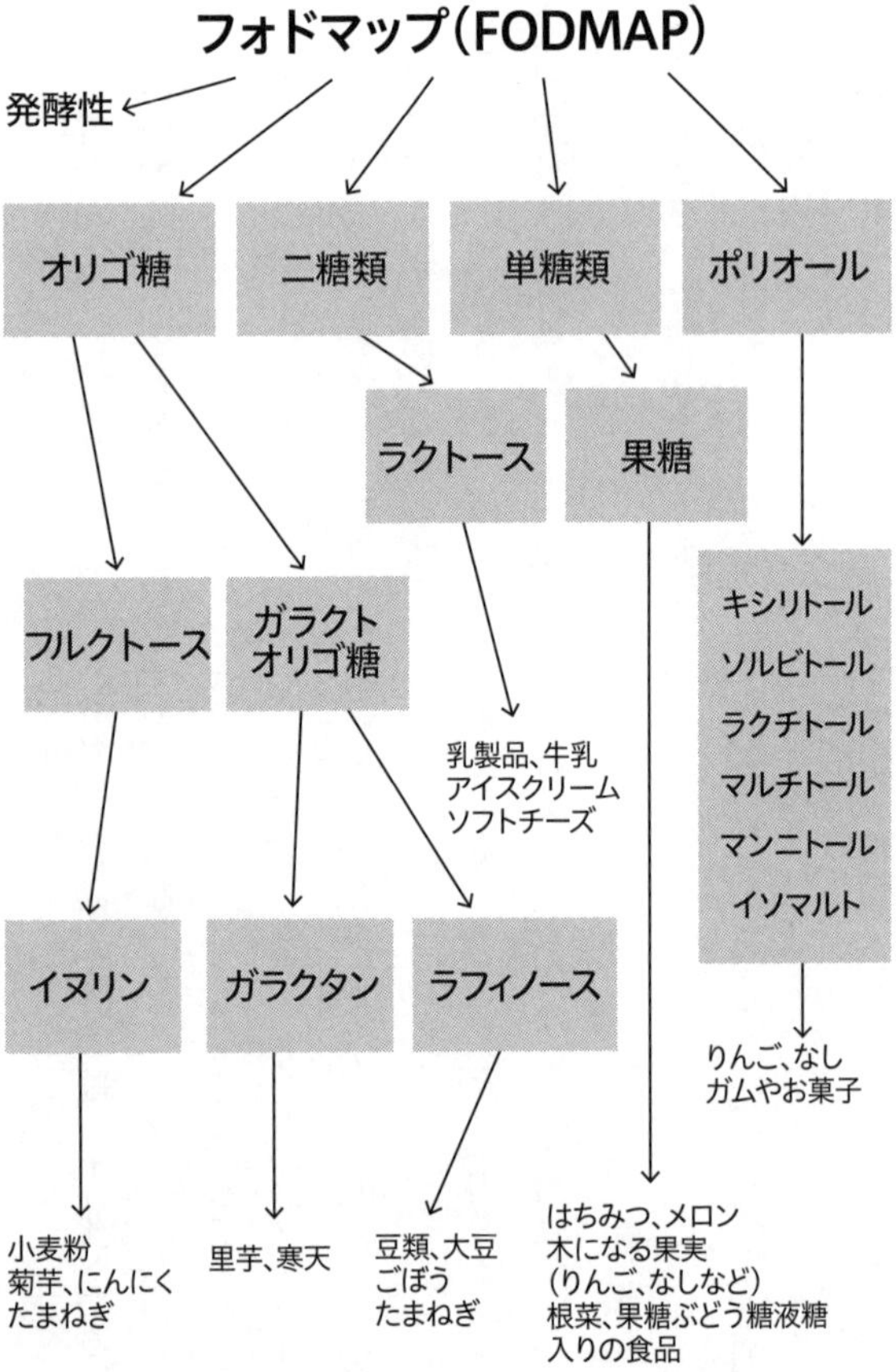

FODMAPは腸内で発酵する糖類の頭文字で、IBS患者は避けるべき食材だ

質に体が過剰反応して起きるのに対して、食物不耐症は酵素がないことで起きる反応であり、まったく別の病気です。

食物不耐症には、小麦を受け付けないグルテン過敏症、果糖に反応する果糖過敏症(または不耐症)、乳糖不耐症などがあり、体が消化吸収できず、呼吸器系のトラブルやIBSを引き起こします。

食物不耐症の人は、特定の食べ物が小腸で吸収できないまま、大腸まで流れていきます。大量の栄養が大腸の腸内細菌に流れ込み、腸内細菌は異常発酵を起こし、IBSを発症します。IBSの原因に食物不耐症がある人も少なくありません。

フォドマップ食品がIBSの病状を悪化させたり、発症の原因になっているのなら、食べなければいいとみなさんは考えるでしょうが、フォドマップはあらゆる食品に多かれ少なかれ含まれています。そのため、食事から完全にフォドマップをカットすることは困難です。しかし減らすことはできます。

便通を良くするからと食べるごぼうやキノコの繊維質、善玉菌だからと食べるヨーグルトや乳酸菌製品、ビフィズス菌を増やす糖類などをやめることで、フォドマップが少ない低フォドマップの食生活を送ることができます。

欧米では避けるべきフォドマップの食材として、小麦、たまねぎ、ひよこ豆、レンズ豆、りんご、ヨーグルト、はちみつが挙げられています。

２０１５年のオーストラリアの研究に、低フォドマップ食と一般的なオーストラリア人の食事との腸内環境の変化を調べたものがあります[120]。低フォドマップ食を続けると、ビフィズス菌、乳酸菌が減少、アッカーマンシア菌も激減します。そしてｐＨ値は上がり、アルカリ度が高まります。ＩＢＳ患者の腸内細菌叢は多様性を取り戻し、多すぎた乳酸菌などの発酵菌が減少、健常者の腸内環境へと近付きます。

イギリスでＩＢＳを罹患した成人男性（18～65歳）が低フォドマップ食を４週間続けた研究では、ビフィズス菌が減少、ＩＢＳの症状が抑えられました[121]。

高フォドマップ食品を避け、できる限り腸内での発酵を抑え、腸内細菌のバランスを取ろうというのが、低フォドマップ食推進派の考え方です。

●高フォドマップと低フォドマップ食品

	高フォドマップ食品 （お腹に負担）	低フォドマップ食品 （お腹にやさしい）
主食	小麦粉全般 （パン、うどん、ラーメン、ピザ、お好み焼き）	米と米粉製品 （せんべいなど）、 そば、こんにゃく麺など こんにゃく製品、 タコスなどとうもろこし粉
豆 種実 など	豆全般、納豆、粒あん、 絹ごし豆腐、納豆、 カシューナッツ、 ピスタチオ	もめん豆腐、油揚げ、 くるみ、ごま 豆以外のタンパク質 （肉、魚、卵）
乳製品	ヨーグルト、乳酸飲料、 牛乳、クリームチーズ、 生クリーム、 アイスクリーム	バター、チェダーチーズ、 カマンベールチーズ、 モッツァレラチーズ、 パルメザンチーズ
野菜 きのこ	たまねぎ、にんにく、 にら、里芋、ごぼう、 アスパラガス、きのこ類、 野菜ジュース、 フルーツジュース	なす、トマト、ピーマン、 かぼちゃ、にんじん、海苔、 じゃがいも（1個まで）、 だいこん、ほうれんそう、 白菜、キャベツ、カリフラワー
果糖	りんご、もも、スイカ、なし、 アボカド、柿、ナッツ類 グレープフルーツ、 ドライフルーツ全般	バナナ、さくらんぼ（米国産）、 レモン、あんず、いちじく、 かき、ライチ
菓子類 甘味料	はちみつ、プリン キシリトールガム トレハロース	ポップコーン、金平糖 マシュマロ、上白糖 メープルシロップ
その他	ビール、ワイン	蒸留酒全般 （焼酎、ジン、ウイスキーなど）

プレバイオティクスは避けるべき食事

プレバイオティクスではオリゴ糖、二糖類、ラクツロース、トレハロース、ポリオールといった糖類を摂ることで、腸内の善玉菌を増やして腸を健康にすると考えます。しかしこうした糖類こそまさにフォドマップであり、大腸で過発酵が起きる原因なのです。

つまりプレバイオティクスで増やそうとしている善玉菌は、フォドマップでは悪玉になります。野菜＝食物繊維もプレバイオティクスでは食べるべきものですが、フォドマップでは、一部の野菜は避けた方がいいとされます。

プレバイオティクスでは、難消化のでんぷん（レジスタントスターチ）も小腸内での吸収が遅いので、血糖値の上昇を抑制し、血糖値の乱高下を防ぐと推奨されます。[122] さらに、でんぷんは水分を吸収して膨張するので、腸内の水分量を増やす働きがあるうえ、発酵によって増える短鎖脂肪酸を作り、免疫力を増強するとされています。[123] しかし低フォドマップ食推進の立場からはまったく反対の答えとなり、腸内の水分が増えるとお腹を壊し、発酵はガスの原因となります。

なぜ低フォドマップとプレバイオティクスの間では、まったく真逆の解釈が起こっているのでしょうか？

プレバイオティクスを提唱したのはイギリスのレディング大学の食品微生物学教授グレン・ギブソンと、ベルギーのルーバン・カトリック大学の生化学教授マルセル・ロバーフロイドです。1995年に発表した論文『ヒト結腸微生物叢の食事調節：プレバイオティクスの概念の導入』から始まりました[124]。グレン・ギブソンらが注目したのは食物繊維です。

人間は食物繊維を分解できる酵素を持たないため、食物繊維は胃や十二指腸では分解されませんが、腸内細菌は栄養にできるため、発酵します。発酵の結果、ビフィズス菌と乳酸桿菌などは、短鎖脂肪酸を産生することから有益な菌とされます。さらにアンモニアなどの産生を抑制し、ビタミンBを産生し、免疫にも貢献します。こうした有益な菌を増やすのが難消化性のオリゴ糖（オリゴフルクトース、イヌリン）、乳糖、ラフィノース、スタキオース、ソルビトール、キシリトールであるというのがプレバイオティクスの立場です。

一方でプレバイオティクスでは、良いとされる難消化性食物繊維や糖類が腸に悪いのではないか？　という疑いは、1980年代以降に発表された論文に散見されます。

1984年に、果糖の摂取による腹痛がオランダから報告され[125]、1986年に、果糖とグルコースの混合液は、同じ量では吸収不良を起こさないが、果糖の量がグルコースを超えると吸収不良を引き起こし、発酵により水素ガスを発生することが、デンマークから報告されました(このエビデンスは現在でも果糖発酵のルールです[126])。

1987年、ミネソタ大学で、オリゴ糖を毎日摂取すると、ガスが発生しやすくなることが確認されています[127]。30年以上も前に、オリゴ糖を食べ続けるとお腹が張るという理由がわかっていたということです。

1997年に、デンマークで64人の健康な女性がイヌリン14gを2週間毎日摂取したところ、血中の脂質の変化はなかったが、鼓腸《こちょう》、腹部膨満になるという論文が出ています[128]。そのイヌリンは、プレバイオティクスで積極的に利用されている難消化性食物繊維です。

高フォドマップ食は腸で発酵菌のエサとなり、異常な量のガスを発生させます。さらに最近の研究では、グラム陰性菌という病原菌のエサとなり、リポ多糖を増やすことがわかりました。リポ多糖はグラム陰性菌の表面で作られる糖類です。

グラム陰性菌にはたくさんの種類があり、大腸菌やサルモネラ菌などの病原菌が含まれ、それぞれが違う病気を引き起こします。食中毒の原因になるカンピロバクター菌やコレラ、赤痢、腸チフスなど消化器の重篤な病気はグラム陰性菌の仕業なのです。

しかもグラム陰性菌は死ぬと自分の周りに貼り付けていたリポ多糖を切り離します。リポ多糖が体の中に入ると免疫反応を過剰に亢進し、臓器の機能不全を引き起こします。いわゆる敗血症の原因物質がリポ多糖なのです。死んでもまだ体に害をなす厄介なグラム陰性菌を増やすのが、高フォドマップ食というわけです。

２０１８年に発表されたミシガン大学での研究では、高フォドマップ食はグラム陰性菌とリポ多糖の増加を引き起こし、腸管粘膜の炎症から内臓過敏症を発症することが報告されています。

高フォドマップのプレバイオティクスを続けることで、IBSを発症していない人が、IBS患者になってしまう可能性があります。プレバイオティクスは必ずしもすべての人に勧められる健康法ではないと、もっと知られた方がいいと私は思います。

腸に安全か安全ではないかの境界線

特定保健用食品＝トクホは日本だけではなく、各国で施行されています。

トクホの問題は、認可当時は有益だと思われた食品の効果・効用が後に否定されても、すでに多くの企業が参入しているために修正できなくなることです。さらに、長期的な副作用がまったく研究されていないことが致命的です。まるで薬のように効果があるとしながら、薬ではないので規制が緩やかなのでしょうか？

米国で高フォドマップの高果糖コーンシロップ（日本の高果糖ぶどう糖液糖）が開発されて販売されたのが１９７０年頃です。

当時、米国や日本で甘味料と言えば、砂糖の30～50倍の甘さのあるカロリーオフの「チクロ」でした。しかし、チクロは膀胱ガンが発生する危険があるとして、1969年に米国や日本のみならず、各国で使用禁止になりました。そのため、高果糖コーンシロップが急激に世界中で消費され、2000年には人工甘味料の主流でした。原料は米国産のトウモロコシなので、農業関係者の利益は想像を超えます。農業政策を行った当時の大統領は共和党のニクソンで、全米トウモロコシ生産者協会は、共和党の支持基盤です。

その後、チクロにより発ガンしたという実験は、異常な高投与量だったことがわかり、[129] 1970年に再び実験が行われましたが、発ガン性は認められませんでした。[130] 多くの国でチクロの使用が再開されましたが、米国と日本はいまだに使用禁止のままです。

この事例は、食品の安全規制は必ずしも科学的ではなく、純粋に人々のためでもなく、政治的、経済的な影響が大きいことを意味しています。

世界的にも、トクホにはお腹の調子を整える目的の製品が、一番多く登録されています。トクホとプレバイオティクスと低フォドマップにはそれぞれ特性がありま す。この3つは共存できるのでしょうか。ここさえ気を付ければ、プレバイオティクスでビフィズス菌を増やしても、トクホでフォドマップを摂っても問題がない、と言えるラインはあるのでしょうか。

トクホでのフォドマップ使用量を見てみると、大豆オリゴ糖2〜6g、フラクトオリゴ糖3〜8g、乳果オリゴ糖2〜8gなど、使用されるオリゴ糖はすべて2g以上1g以下(キシロオリゴ糖は1〜3g)です。[131] そして「体質・体調によりお腹が緩くなることがあります。多量摂取により疾病が治癒したり、より健康が増進するものではありません」と書かれています。

一方で、日本の低フォドマップ食では、フォドマップを一食あたり1g以下に抑えています。[16][29] トクホとはまったく基準が違うのです。

繰り返しますが、IBSでは、腸で吸収されない難消化性炭水化物=高フォドマップは不利益でしかありません。つまり、難消化性炭水化物が、自分にとって良いのか? 悪いのか? を各自が判断する必要があるということです。

プレバイオティクスをすべて否定するわけではありません。ポジティブな効果が出ている人もいらっしゃいます。しかし、体質が合わずにＩＢＳを発症した、悪化させたという人も少なからずいるのです。

発酵する食品が腸に悪いわけ

大腸で菌がフォドマップを発酵させ、発酵の際に出るガスがＩＢＳの原因であると、簡単に考える人がいます。大筋ではそれで合っているのですが、調べていくと、そう簡単なものではありません。ガスが多くても無症状の人は山ほどいます。

どうしてガスが増えるとＩＢＳが起きるのでしょうか。

まず、大腸でガスが発生すると、風船が膨らむように腸管が膨らみます。また、発酵によってガスが増えるとともに短鎖脂肪酸を産生するので右側結腸のｐＨ値が低下します。

ｐＨ値低下は、右側結腸の腸管が動かなくなるので、さらに右の結腸が拡張します。右側腸の壁が引き延ばされるので、その部位で血流が悪くなり、血が足りなく

● 発酵することが問題

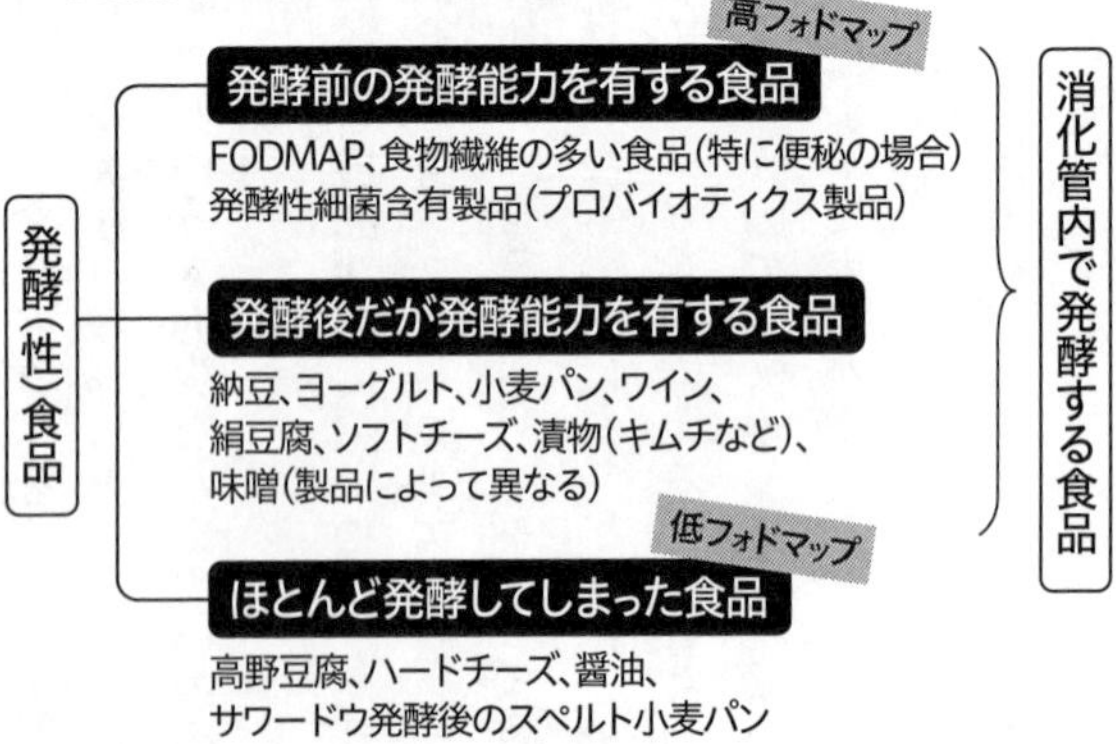

腸内で発酵するかどうかが高フォドマップと低フォドマップの境界線。発酵が終わっていれば、高フォドマップ食品でも害はない

なるわけです。

右の結腸は異常発酵によるガスでパンパンに膨れて、腸内は酸性に傾きます。酸性の環境では左側の結腸（下行結腸からS状結腸）は収縮を始め、さらに酸性度が高まると過収縮、痙攣を引き起こします。血流が悪くなり、激しい痛みが起こります。

この一連の反応が慢性的に繰り返されると、腸管内の細菌叢が変化します。酸性の環境が続くため、乳酸菌のように酸性を好む菌が増加し、異常発酵がより起こりやすくなります。すると、腸の右側が膨れ上がり、左側が収縮して痙攣し、激しく痛むという反応がさらに頻繁に起こるのです。腸が引き延ばされて虚血が起き、粘膜のバリア機能が低下して、粘膜透過性が亢進します。粘膜透過性が低下すると細菌が体内に侵入、免疫反応により痛みの神経であるTRPV1が活性化し、内臓過敏症が起きるようになります。TRPV1は、ちょうど左下の腸で活性化するため、非常に強い痛みに苦しめられます。

IBSは、腸内にガスが増えて痛いという単純な病気ではなく、フォドマップだけが唯一の原因ではありません。さまざまな要素を考えながら対策する必要があります[132]。

高フォドマップ食はIBSを引き起こす大きな要因です。しかし低フォドマップ食だから症状が出ないかと言えば、そんなことはありません。アレルギー[133]やアルコール[134]、性ホルモン[135]、ビタミンD欠乏[136]、カプサイシンなど、辛み成分のような他の要素が加わり、発症することもあります。

IBSで乳酸菌が増える理由は、腸管内のpH値が低いため繁殖しやすいからですが、乳酸菌はグルコースから乳酸を産生し、乳酸は発酵菌で短鎖脂肪酸を作り出して、pH値の低下を維持するサイクルを生じるということになります。

医学は部分だけではなく、全体を見なければなりません。たとえば、血糖を下げる薬です。普通は小腸でブドウ糖が吸収されて血糖値は上がりますが、血糖を下げる薬は、ブドウ糖が小腸で吸収するのを抑えるため、血糖値は上がりにくくなります。しかし吸収されなかったブドウ糖は大腸に運ばれるのです。ブドウ糖は大腸の腸内細菌によって発酵し、ガスが発生します。

糖尿病の患者さんで、お腹が張って苦しいと言う人もいらっしゃいますし、そこからIBSを発症する人もいます。血糖値を下げようとして、腸に悪い影響が出ることもあるのです。

また高フォドマップ食はIBS患者には非常な苦痛ですが、一方で太りにくい特質があります。高フォドマップ食は小腸で吸収されず、大腸で発酵してエネルギー源として吸収されます。この時のエネルギーは通常200キロカロリーです。一方で、低フォドマップ食は小腸で吸収されるので、全部エネルギーに変わります。そのため、太りやすい。低フォドマップ食にして、体重が増えたという人は多く見受けられます。

低フォドマップ食では、食事全体のカロリーをコントロールしておかないと、体重が気になってしまいます。

中国では、「お太りになりましたね」と言うのは、成功して裕福になった人への誉め言葉だそうです。おそらく、戦前の日本でもそのような常識だったのでしょう。私の亡くなった母も、「食べて太るのは健康の証拠」と言っていました。太りたくなければカロリーを減らすのが第一です。

増粘多糖類にも気を付けて

難消化性デンプン（レジスタントスターチ）は食物繊維と同じく腸内で働き、腸内細菌によって発酵します。そのため、レジスタントスターチが含まれる、冷えたご飯でお腹の調子が悪くなるＩＢＳ患者は少なからずいます。

私の場合は、コンビニのオニギリは問題ありませんでしたし、どんなに冷えたご飯を食べても症状は出ていません。完全に凍ったご飯でも実験しましたが大丈夫だったので、レジスタントスターチは、私のお腹は受け付けるようです。しかしすべて吸収されたらしく、体重が増えてしまいましたが……。

レジスタントスターチでIBSの症状が出るかどうかは、人によって異なります。2022年のモナッシュ大学の実験では、IBSの全例で腹部膨満を感じ、中には非常に少量のレジスタントスターチにさえ耐えられない人がいたそうです[137]。

私はレジスタントスターチでお腹がおかしくなることはありませんが、妻はすぐに調子がおかしくなります。こういう「人によって異なる」という話では、原因がわからないことの言い訳として、「体質」というあいまいな言葉を医者は使います。つまり、医者の言い訳の常套句なわけですが、実際に体質によって、どのような種類の糖や食物繊維を受け入れるかは変わってくるのです。

そうした違いがある理由としては、腸内細菌叢の違いです。レジスタントスターチを発酵させる細菌が多い腸内細菌叢であれば、お腹が痛くなるほど過剰に発酵してガスを作るに違いありません。

日本人の中でも、私と妻のようにレジスタントスターチで症状を起こす人と起こさない人がいるということは、人種以外にも食生活によって、受け入れられる難消化性の食物繊維や糖、デンプンの種類は変わってくると考えられます。つまり、海外の低フォドマップの基準を、そのまま日本に持ち込んでも有効ではない可能性があり、日本人独自の低フォドマップ食が必要なのです。

消費期限が長いお菓子には、必ずと言っていいほど糖アルコールのソルビトールとトレハロースが添加されています。低フォドマップ食を提唱したモナッシュ大学では、トレハロースをフォドマップとして重要視していませんでしたが、日本では安価なトレハロースが、お菓子などに盛んに使用されています。

トレハロースを分解する酵素のトレハラーゼは、有色人種では欠損している確率が高いという事実があります[16]。日本人にはトレハロースが合わない人がいるわけです。そこで私は２０１６年からトレハロースの回避を含めた、日本独自の「低フォドマップ食」という概念を公開してきました[16][29]。

低フォドマップ食の効果が上がるには、１カ月程度の継続が必要です。低フォドマップ食にすれば、ＩＢＳの症状は比較的短期間で消失しますが、ガス量が一時的に減少するだけで、すぐに元に戻ってしまいます。1カ月間は腸内細菌叢のディスバイオーシスを改善するための期間と考えてください。2021年に英国ケンブリッジ大学から報告された論文では、病原性のある腸内細菌叢を持つIBSであっても、4週間の低フォドマップ食で腸内細菌叢が改善すると記されています[138]。

弱った腸には酸化マグネシウムも併用

長年の便秘で、腸管の動きが悪くなった状態で、さらに長年、食物繊維を大量に摂取した結果として、腸管が拡張している状況では、低フォドマップ食を行っても排便が得られない、あるいは悪化する場合があります。典型的なのは、パーキンソン病の人の便秘です。便がなくともだらりと緩んでいる感じです。IBSの便秘型でもそのような人がいます。

腸内の便が動かなくなるのは、腸の幅が大きいためで、腸管の中の圧力は下がっています。腸が拡張した状態では、押し出すガスの圧力が低いために便が動かないのです。腸が動かなくなるのではなく、腸内の便が運ばれにくくなるわけです。

しかし、いったん、拡張した腸であっても、半年から1年くらいガスの産生を抑えると、だんだんと腸の拡張が抑えられて小さくなる患者さんを何人も見たことがあります。そこで低フォドマップ食でガスを少なくしながら、腸管の水分量を増加させ、水で押し出すのです。腸管が拡張してしまっている場合では、低フォドマップ食と酸化マグネシウム（水分を増加させる）の併用が有効です。腸管拡張が次第に改善していくにつれて、酸化マグネシウムがなくとも排便回数が増加していきます。漢方薬を使い、大腸の奥の方を収縮させる「大建中湯」と、左側結腸を拡張する小建中湯（桂枝加芍薬湯）を「中建中湯」と併用するのも有効です。

「食事で腸を治す」を常識に！

２０１４年、私は「低フォドマップ食（※フォドマップの表記はカタカナになります）」の商標登録を行いました。

ＩＢＳを治すには低フォドマップの食事療法が有効で、ＩＢＳの人が安心して食べることができる食事を「低フォドマップ食」として広めたいのです。

将来的に、乳酸菌などの善玉菌と言われている菌による異常発酵が、ＩＢＳの原因であると医学会が認めれば、抗生物質と低フォドマップ食を併用した治療が行えるようになると思います。また、低フォドマップ食の理解が進めば、現在のヴィーガンのように、どこでも無理なく食べることができる食事になるのではないでしょうか。

ＩＢＳは日本で１０００万人前後が苦しんでいる病気です。さらに、ピロリ菌を除菌した１５００万人にも応用されます。そして、精神疾患やガンを予防できる可能性も認識されれば、多くの人が恩恵を受けられるようになるでしょう。医学上でも社会でも対応が必要です。

低フォドマップ食材はお腹の中で発酵しない、発酵を促さないものです。発酵しなければいいので、小麦の代わりに米粉を使ったパンやお菓子は低フォドマップ食になりますし、ショ糖がメインであれば黒砂糖は問題ありません。日本は変に甘くしたりした高フォドマップのお菓子が多いので、市販品には気を付けましょう。

２００１年に、牛乳、小麦、単糖類、二糖類、ポリオールの不耐症がＩＢＳに関係し、2004年に酵母、牛乳、ナッツ、えんどう豆、大麦、大豆がIBSと関係することが判明、フォドマップとして難消化性の繊維や糖類がまとめられました。

日本で特定保健用食品（トクホ）の認可が始まったのが1991年のことです。1995年からは、プレバイオティクスもトクホに認可されました。フォドマップが本格的に欧米で注目され始めたのは、プレバイオティクスがトクホの認可を受けた後です。

この順番が変わっていれば、IBSで苦しむ人も減ったと思われます。フォドマップとIBSの関係が明らかになった今でも、プレバイオティクスをトクホの対象から外すことは不可能でしょう。

日本の食事で食べてはいけないもの

戦後しばらくしてから、日本でIBSが確認され始めました。

日本人の食に高フォドマップが広まったのは、米国に占領されてからです。米軍のGHQが、日本の食糧不足の対応として、米国で余った小麦を大量に日本に持ち込んだのが始まりです。その後、小麦粉はお好み焼きやたこ焼き、パンケーキなどで消費がみるみる拡大していきました。さらに、義務教育での牛乳飲用をGHQが強制したこともあって、日本ではそれまでの米飯中心の食事が、パンなどの小麦粉食品と乳製品といった高フォドマップに変わることになります。乳製品には乳糖が含まれます。

日本人の場合、乳児期まではラクターゼ（乳糖分解酵素）によって乳糖を消化できますが、6歳以降でラクターゼが産生されるのは、日本人の10％程度です。つまり、大半の日本人は、乳糖を消化できない（乳糖不耐症）ので、IBSでなくとも大腸で発酵してガスが増え、お腹がグルグルして下痢を起こします。これらは乳糖不耐症の症状です。しかし、欧豪の白人の乳糖不耐症はオランダで1％、オーストラリアの白人4％、英国5〜15％、イタリア19％です。つまり、日本人は白人よりもはるかに乳糖に弱いのです。

戦後まで日本人は、味噌や豆類、わずかの野菜など、適量のフォドマップや食物繊維で適量のガスを産生する、健康的な腸環境で暮らしていました。しかし、戦後に乳糖や小麦などの高フォドマップ食を強制摂取させせられたことによって、徐々にＩＢＳが増加したのでしょう。

１９９０年代から、日本では、世界で一番使用されているトレハロースなどの機能性食品の開発が進み、これによってさらに、日本の食品に腸内で発酵する物質が添加されました。

それればかりではなく、終戦後まで摂取したことのない高フォドマップの人工甘味料「果糖ぶどう糖液糖」は、現在では多くの甘い飲み物、調味料、だし、さらにそれらを使用した加工食品、弁当、パンなどに使用されています。

欧米豪では、そもそも乳糖を消化できる人が多く、食品の添加物も日本ほど多くありません。そのような、欧米豪での低フォドマップ食の基準で日本人が実践しても、十分な有効性が期待できないのは自明の理です。当初、私は数人でモナッシュ大学での低フォドマップ食を行いましたが、効果は不十分でした。

そのため、日本低フォドマップ食推進会の「低フォドマップ食」の特徴は、以下となります。

低フォドマップ

野菜	
オクラ	生
キャベツ	生
	ゆで
	油炒め
かぶ	生
	ゆで
カリフラワー	生
	ゆで
かんぴょう	ゆで
さらだ菜	生
しゅんぎく	生、ゆで
セロリ	生
ケール	生
西洋かぼちゃ	ゆで
だいこん	生
	ゆで
たけのこ	ゆで
チンゲンサイ	ゆで、油炒め
ほうれんそう	生
	ゆで
	油炒め
日本かぼちゃ	ゆで
モロヘイヤ	生、ゆで
ルバーブ	生
レッドキャベツ	生、ゆで
れんこん	生、ゆで

果物
アサイー
アボカド
あんず（生）
あんず（乾）
いちじく（生）
オリーブ
かき（生）
ライム（生）
レモン（生）
レモンジュース
ココナッツ（ウオーター）
ココナッツ（ミルク）
さくらんぼ・米国産（生）
プルーン（生）
プルーン（乾）
パイナップル（缶詰）
パイナップル（ジュース）
バナナ（生）
パパイヤ完熟（生）
パパイヤ未熟（生）
ぶどう皮なし（生）
ブルーベリー（ジャム）
ホワイトサポテ
もも果汁（ネクター）
もも白肉・黄肉（缶詰）
ライチ（生）

日本の食品成分表を参考に作成

● 日本でよく食べる野菜・果物をフォドマップで分類

高フォドマップ

野菜	
アスパラガス	生
	ゆで、油炒め
いんげん豆	ゆで
きゅうり	生
ロメインレタス	生
ごぼう	ゆで
たまねぎ	ゆで
チコリ	生
トマト	生
	ドライ
ピーマン赤	生
	油炒め
ピーマン黄	生
ブロッコリー	生
	油炒め
ミニトマト	生
芽きゃべつ	生
もやし	ゆで
豆もやし	ゆで
リーキ	生、ゆで
リーフレタス	葉、生
ルバーブ	ゆで
レタス	生
にんにく	油炒め

果物
いちご（生、ジャム）
うめ（梅干し）
温州みかん（じょうのう、砂のう）
みかんジュース
オレンジ（ネーブル、バレンシア）
バレンシアジュース
グレープフルーツ（白、黄）
グレープフルーツ（ジュース）
キウイフルーツ緑／黄（生）
グァバ（生）
グーズベリー（生）
日本なし（生）
西洋なし（生）
なつめやし（乾）
パイナップル（生）
パッションフルーツ（生）
びわ
ぶどう皮つき（生）
干しぶどう
ぶどうジュース
ブルーベリー（生）
まくわうり（生）
マルメロ（生）
マンゴー（生、乾）
メロン温室（生）
メロン露地（生）
もも黄肉・白肉（生）
ラズベリー（生）
りんご皮なし（生）
りんご皮つき（生）
りんご（焼き）
りんご（ジュース）
りんご（ジャム）

1. 導入期の総フォドマップ量は3g以下(各成分1g以下)とする。(モナッシュ大学の総量は3・05〜8・3g、キングス・カレッジ大学では7・8〜9・9g[16])

2. トレハロース、増粘多糖類、還元水あめ、pH調整剤(乳糖、コハク酸など)の容量記載がないので導入期は避け、チャレンジ期でも注意する。

3. TRPV1を活性化させる香辛料などを控える。

※多量の食物繊維、プロバイオティクス、プレバイオティクスを摂取しない。

コラム

アルカリ水でＩＢＳは治るのか？

酸性の腸をアルカリ性に変える

腸内での異常発酵がＩＢＳの主な原因であり、発酵を止めるために食事から発酵の材料となる繊維と糖を抜こうというのが低フォドマップ食事療法です。

しかし、短期間ならともかく、ＩＢＳの治療では年というスパンで気長に付き合っていくしかなく、私自身の食生活を振り返っても面倒だろうと思います。いつも頭のどこかに食べて良い食材と避けるべき食材のことがあり、何を買うにしてもまず材料表を見るようになります。低炭水化物ダイエットやアトキンスダイエットが流行りましたが、あそこまでではないにせよ、面倒であることに変わりはありません。

私はもっと簡単にＩＢＳを治す方法はないのかを、ずっと調べています。

ＩＢＳの一番の原因が発酵菌なら、ビフィズス菌や乳酸菌などの腸内発酵菌の数が、ＩＢＳを起こせない安全圏まで少なくなってしまえば、問題はないわけです。そして腸内の発酵菌の数は減っても、腸の中を健康に維持するためには、細菌に多様性がある方がいいのです。その点では抗生物質は最適解ではありません。抗生物質を使うと他の細菌の数も大幅に減ってしまい、腸内細菌叢が乱れます。

ＩＢＳ患者の宿敵である乳酸桿菌、この菌をピンポイントで減らせればいいのです。そんなことは可能なのでしょうか。

そのために必要なのは抗生物質ではなく、水です。ただしアルカリ性の水です。アルカリイオン水や温泉水の名前で売られている、アルカリ性の水が有効に働くのではないか？　と私は期待しています（ここから先は私が個人的に行っており、明確な科学的知見に欠けることをご容赦ください）。

アルカリイオン水はＩＢＳを治せるか？

胃は胃酸により酸性に保たれていますので、アルカリ性の水を飲んでも中和され、大腸に届く時は普通の水と変わりがなくなるという意見もあります。実際の研究結果を参照してみましょう。

2018年、韓国の研究です。pH値8・5~10のアルカリ水を1日2ℓ飲むと、IBS(下痢型)の腹痛が改善し、生活の質も改善することが報告されています[139]。

国内ではアプライアンス株式会社と山梨大学などが共同で行った研究があります[140]。山梨県の30~59歳の健常な男性20人に精製水道水(pH値7・6)とアルカリ水(pH値9・5)を毎日500㎖、2週間飲んでもらったところ、16SrRNA解析で、糞便の細菌叢ではビフィズスを含むアクチノバクテリア(放線菌)門の増加が見られましたが、乳酸桿菌は発見されませんでした。

腸のpH値を上げて健康に

腸のpH値は若い時ほど酸性度が高く、加齢によりアルカリ性に変わる傾向があります。18歳ではpH値5~7、40歳でpH値6~7、80歳でpH値7~7・5というデータがあります。これは、歳を取ったせいでアルカリ化するだけでは

● アルカリイオン水の効果

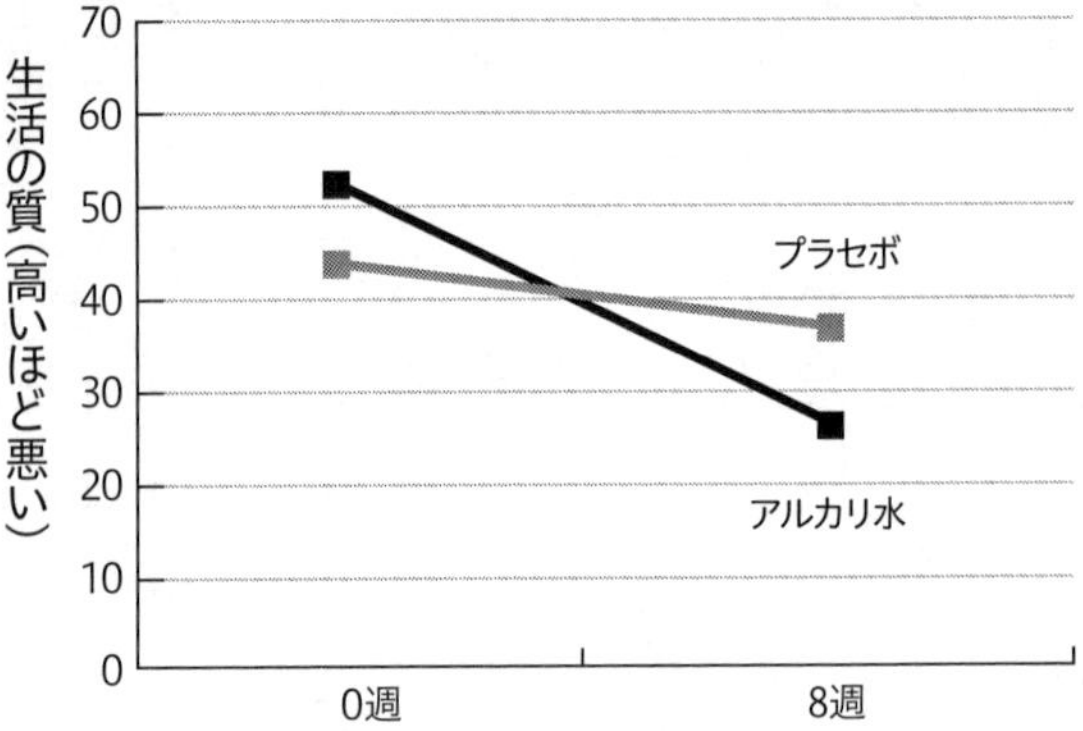

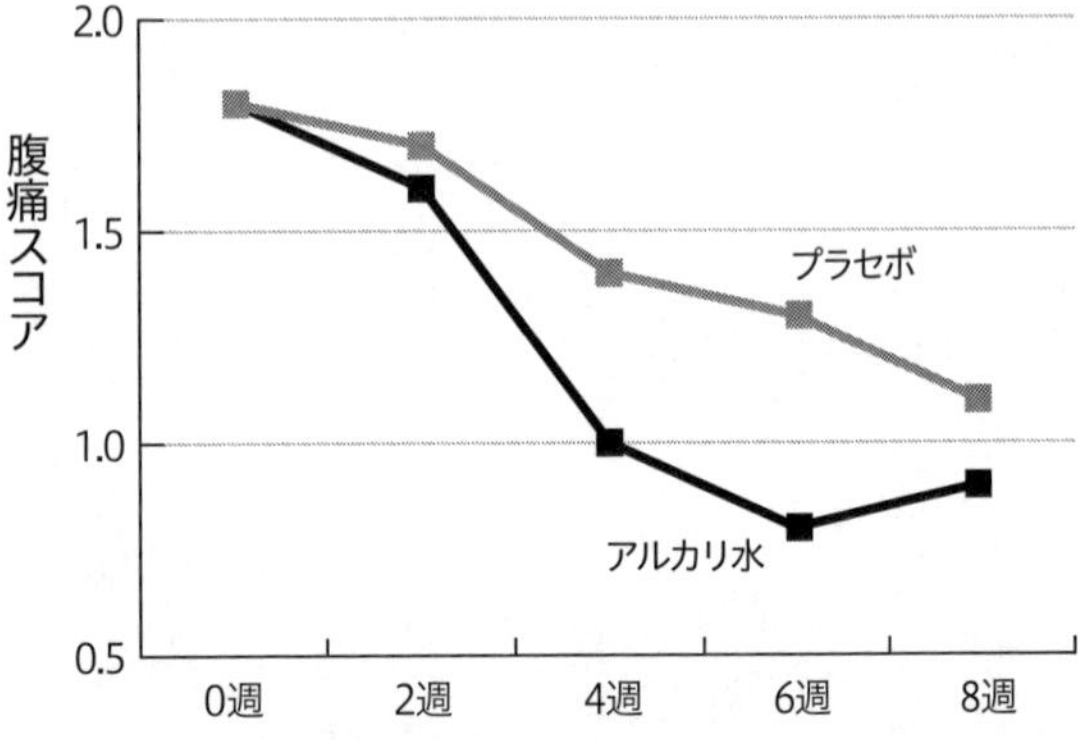

アルカリイオン水を飲むことで、お腹の調子が改善したとの韓国の研究がある

なく、アルカリ化している人が長生きする、つまり早く死なずに生き残ったとも解釈できます。

アルカリ水を（1日2ℓ）飲む前と飲んだ後で糞便のpH値を測定したところ、前がpH値6・3、後がpH値6・95となりました。一定量は中和されずに腸まで届いているようです。

ただ飲んでいるだけではなく、アルカリ水で洗腸もしてみました（私は内科医なのでできますが、一般の方はおやめください）。お尻から約1ℓのアルカリ水を入れてみたところ、pH値が7・3まで上がりました。お腹の中がアルカリ性になったわけです。

実際にpH値が7・3までなると非常に胃腸が落ち着いてきます。そしてよく眠れます。体調が良くなる証拠だと思います。さらに、高フォドマップ食によるガス増加予防にも、有効性を実感しています。

ブルガリアの水は硬水でpH値8〜10です。ブルガリアの人が長生きで、食生活の違いがヨーグルトだったから、ヨーグルトが注目されましたが、もしかしたら水の違いじゃないか、硬アルカリ水だったから長生きなのではないか？　と考えたりもしています。

第六章　低フォドマップ食で腸を治す

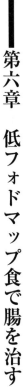

IBSの終わらない苦しみ

私が主宰する「日本低フォドマップ食推進会」は、私のブログ「宇野コラム」を通じて、低フォドマップ食に関心のあるさまざまな職種の人が自然発生的に集まった集団で、無報酬でそれぞれの地域で、低フォドマップ食の普及活動を行っています。札幌、東京、京都、名古屋、四国、九州、オーストラリアの支部長と定期的にズーム会議を開き、新しい知見の共有と活動状況を報告しています。その会員の方は、みなさん、IBSに苦しんできました。実際にどんな症状で、生活にご苦労されているのか、聞いてみました。

まずAさんの場合です。

僕は生まれてからずっと便秘でお腹が弱い子どもということで生きてきました。その割には活発ではありましたが、受験の時などは常にお腹が痛くなるし、苦手なことや緊張する場面では常にお腹が痛いので、それは精神的なことだろうと片付けられてきました。

でも緊張していない時でも、お腹が痛くなるのはなぜなのか？　という疑問がずっと続いたまま、大人になり、お酒を飲み出してからお腹が悪くなることが増え始めます。ある時、カラオケボックスで初めて発泡酒を飲んだらひどい腹痛になりました。初めて人工甘味料が使われている飲み物を飲んだのだと思います。それまで食べ物が原因だとは考えていなかったのですが、これは何か食べ物が関係あるだろうと思い始めました。

それが多分20代初めの頃で、それ以来、お腹に悪そうなもの・良さそうなものを選んで探していくようになりました。２０１４年ぐらいにフォドマップについて書かれた論文を見付けて、自己流で低フォドマップ食をやっていました。それで7割ぐらいお腹の症状は良くなってきましたが、それ以上は治らない。

その後、宇野先生のブログを見つけてから、日本の野菜や果物の質が海外のものとは違うことや、何十年にもわたってフォドマップを微量摂取した結果、それが蓄積されて症状が出る、自分はそういう症状に合致することなどがわかりました。

若い時は常にお腹のことを心配していました。何もできなかったというよりは、「これ（ＩＢＳ）がなかったらもっといろんなことができたのになあ」と思います。当時はどうしようもなかったのですが、今は若い人が低フォドマップ食に触れることで、人生がうまく開けるんじゃないか、その可能性が高まるんじゃないかと考えています。

次にＢさんの場合です。

受験の時期にすごく便秘になり、まったく出なくなってしまったんです。母親からは寒天を食べるようにと言われ、毎日毎日寒天を食べていました。今考えたら治るわけがないんですけれど、ものすごくお腹が痛い状況で試験を受けました。当時としては仕方がなかったとは思います。

高フォドマップの食べ物を食べるとすぐに症状が出るのかと言えば、これが難しいところで、数時間経ってからなのです。昼食それから、夕食を食べてすぐ症状が出ると、夕食の方を疑うけれど、実際は昼食の影響だったりします。

低フォドマップ食を続けるには、この時間差が一番難しい。どうやって腸の状況を知るか、それをリアルタイムで知るか、が難しいのです。

僕の場合、左の下腹部が痛くてものすごく張りました。腹直筋が脈を打つぐらい固く張るんです。そこで宇野先生と相談して、症状が出た時にレントゲンを撮ってもらいました。腸内のガスをレントゲン写真で見ることにより、これが原因だということを自分の目で確認できたことが大きかったですね。

「あ、これがお腹が痛い時の状況か」と確認できた。お腹が痛くなった時に、自分の中で何が起きているのかをイメージできるようになりました。そこから低フォドマップを丁寧にやって、今はもう何年も症状がありません。

Cさんの場合です。

昔から病気がちな体質ではありました。小さい時はとにかくお腹が張ってよく腹痛がしていました。成長につれて、いつの間にか治っていたのですが、大学3年生ぐらいで便秘になりました。なかなか便が出ない。それから下剤の酸化マグネシウムを毎日飲む生活が続きました。

大学院が終わったぐらいで急激に体重が落ちて、さすがにヤバいなと思って調べていくうちに低フォドマップを知りました。これならお腹が治るんじゃないかと低フォドマップ生活をしたのですが、何と治るどころかいつも腹痛に悩まされるようになってしまったのです。

宇野先生と話し合っていくうちに、どうやら、今まで高フォドマップの生活を何十年も続けていたことが原因ではないかという結論になりました。いつも腸がパンパンに膨れていて、腹痛を感じられないぐらいガスが溜まっていた状態だったのではないか？　その状態から低フォドマップ生活を始めたことで腸内のガスが減り、腹痛を感じやすくなったらしい。アトニーという症状なのだそうです。

今も低フォドマップ生活を続けていますが、たまに高フォドマップ食を食べると腹痛になります。もし低フォドマップをやっていなかったら、腸閉塞などいろんな症状が出ていたんだろうなと思っています。腹痛の原因がわからないまま、ガスまみれになっている日本人は相当な数いると思いますね。

Dさんは四国の人です。

うどんやラーメンを食べたら、私はきっちり6時間後にお腹を下し、3回ぐらいトイレへ行きます。牛乳はここ何年も飲んでいないのでわかりませんが、幼少期はお腹を壊しましたね。

このように原因もわからないまま長い間苦しむのがＩＢＳなのです。

うどんは消化に良いとされていましたが、大腸バリウム検査の前の日にうどんを食べた人の大腸に、うどんがそのまま映っていたのを覚えています。私が大学の医局に居た頃、「大腸検査の前には消化の良いうどんにしましょう」という紙を検査の前に患者さんに渡していましたが、「全然消化されていない！」と感じたのを記憶しています。うどんはほとんど小麦で消化されずに大腸に移動して、大腸で発酵します。私が沖縄に行った時、タクシーの運転手さんが、「沖縄のそばを夜食べると、夜中にお腹が張って朝まで眠れなくなるから、夜は食べない方がいいよ」と言われていたのを記憶しています。沖縄のソーキ蕎麦には蕎麦粉が入っておらず、100%小麦粉です。小麦粉は大腸にそのまま届くんだなと改めて思います。

腸を治す食事を始めるには？

低フォドマップ食を生活に取り入れるための、基本的な方法を紹介します。食材の一部を制限するだけなので、そこまで難しい食事療法ではありません。

ただし、食材との反応には個人差があるので、食事と体調の関係を記録し、何を食べたらお腹の調子がどうなるのかを記録する必要があります。

低フォドマップ食の実践は3段階で行います。

1. 低フォドマップ食で4週間過ごす＝導入期

2. 5〜6週間かけて、腹痛の原因となる高フォドマップ食材を見付ける＝チャレンジ期 ←

3. 高フォドマップ食材を避けた生活を送る ←

食材が制限されたり記録を付けたりと面倒ですが、IBSの特効薬がない現在、低フォドマップ食事療法が最も効果的な治療法となります。また、低フォドマップ食を続けるには、ご家族の協力が必要です。家族で一人だけ違う食事というわけにもいかず、ある程度は日々の食卓が低フォドマップ食にならざるを得ません。治ると信じてがんばりましょう。

本当にIBSなのか？

IBSの改善効果が見込まれる低フォドマップ食ですが、お腹の病気にはさまざまな症状があるため、まずは医師の診断を受けることが大切です。必ず医療機関でＩＢＳ以外の病気がないことを確認してください。

ネット情報などだけで、自分がＩＢＳと思い込むことはやめましょう。重大な疾患が隠れている可能性もあるため、思い込みは危険です。

私の姉は、大腸ガンでしたがＩＢＳと思い込み、お腹に良いとされていた乳酸菌と下剤を一生懸命に摂取して、検査を受けずにいたため、私のところに来た時には、全身転移の末期の大腸ガンでした。手術や抗ガン剤などあらゆる手を尽くしましたが、骨髄転移から脊髄損傷になり歩行できないまま、49歳で亡くなりました。

一度でいいので、胃と大腸の検査をしてください。

多くのＩＢＳでは、腹痛や腹部不快感以外に、下痢、便秘、腹部膨満があります。それらの症状は、ほとんどがガスや水分増加による症状ですが、腹痛や腹部不快感がない場合もあります。その場合は、腹部膨満だけなら機能性腹部膨満、便秘だけなら機能性便秘、下痢だけなら機能性下痢に分類されます。

なお、機能性腹部膨満、機能性便秘、機能性下痢、これらは腹痛や腹部不快感がなくとも、低フォドマップ食が有効です。

低フォドマップ食は、ＩＢＳと診断された以外にも、腹痛はないけれど、お腹の調子が今ひとつすぐれないという人のお腹も整えてくれます。

なぜ、ＩＢＳでも腹痛に差があるのか？

腸にガスが多くても、また水分が多く下痢をしても、腹痛を生じる人と生じない人がいます。腸の症状としてはＩＢＳそのものですが、腹痛がない場合があるのです。

そうした違いは、痛みの感受性による違いということになります。痛みを感じやすい人は、「内臓過敏症」だと考えられます。そうした人はちょっとしたお腹の不具合が激痛になりますが、医師から見れば、何が痛いのか見当も付かず、心療内科へ行ってくれと言われてしまいます。

これには痛みの閾値《しきいち》が関与しています。どこからが痛いか？　という区切りですね。少しずつ強くつねって、どこから痛いと感じるのかは人によって違うのです。

なぜ閾値が変化するのかは、現在、最先端研究の課題であり、さまざまな仮説が立てられています。原因を精神的ストレスとする説や、局所的な粘膜での脆弱性（リーキー・ガット）とする学者など、さまざまです。

２０２２年、私はフォドマップ摂取と内臓過敏症との関係について、管腔アシドーシス、粘膜虚血、肥満細胞の活性化、メディエーターの放出、ディスバイオーシス、一酸化窒素、ＴＲＰＶ１、リポ多糖、粘膜過透過、コルチコトロピン放出因子など、あらゆる因子の相互関係を含めて総合的に明らかにする必要があると国際医学雑誌で記しました[132]。

導入期＝低フォドマップ食を始める

普段の食事を１週間、自分で記載することから始めます。同時に、食事の時間、食事、飲み物、症状、排便を記入します。

高フォドマップ食が食事に含まれていた場合、４～５時間後にＩＢＳの症状を起こすかをどうか判断することが必要です。そして、１週間の記録を見て、高フォドマップ食をチェック、自分の症状と食事の内容が一致しているかを判断します。高フォドマップ食が自分の腸に悪影響をおよぼしていると納得してから、低フォドマップ食を開始します。

低フォドマップ食導入期での注意

日本の加工食品には、表示されていない高フォドマップ成分が混入されていることが少なくないため、導入期の4週間は、原材料のはっきりとしているものだけを選びます。

忙しくて、何が高フォドマップで何が低フォドマップかよくわからないという場合は、温かい白ご飯と、卵、肉、魚、ほうれんそう、キャベツ、にんじんだけを選びます。冷たいご飯はレジスタントスターチが増加するため、小腸で吸収されず、大腸で発酵して、高フォドマップのような作用をすることがあるので、必ず温めましょう。どうしても温められない場合には、噛む回数を増やすなど、吸収されやすくする工夫が必要です。その間に、他に何を食べていいのか勉強して、4週間を乗り切りましょう。
4週間後、症状が改善していれば次に進みます。

チャレンジ期＝原因のフォドマップ食材を見付ける

高フォドマップ食材をすべて排除し、低フォドマップ食を続けることは大変です。目的はダイエットでもなくIBSの治療なので、もし自分の体質が受け入れられない高フォドマップ食材がわかれば、それだけを避ければいいのです。

これがチャレンジ期です。5～6週間かけて、日々の食事を記録する中で、怪しいと思われる高フォドマップ食材を外し、まずは大丈夫そうな食材から献立の中に取り入れていきます。

たとえば、小麦粉が自分にとって害になるかどうか、まず小さなパンを食べて確認します。半日経ってお腹の調子に変化がなければ、1食をパン食にしてみましょう。それで翌日に変化がなければ、体質的に小麦粉は大丈夫ということになります。

コラム

低フォドマップで作るレシピ

米と肉と魚と青菜と卵の食事

低フォドマップ食は、基本的に〝腸内で発酵する食品を食べない〟食事です。腸内細菌が発酵を始めないように、彼らのエサとなる繊維質や糖（特に人工甘味料）、発酵性食品を摂らないようにします。おおざっぱにまとめて言えば、

・米と肉と魚と青菜と卵が中心の食事にする
・パンやパスタ、うどんなど小麦製品を食べない（米粉やスペルト小麦粉はＯＫです。通販や製菓店で手に入ります）
・豆類を食べない（豆腐は木綿豆腐と高野豆腐は低フォドマップ、絹ごしは高フォドマップ、納豆はアウト）
・乳製品、特に乳酸菌飲料やヨーグルトを避ける
・フルーツの多くは高フォドマップなので避ける

・ごぼう、たまねぎなど繊維の多い食材を避ける
・加工食品や菓子類、ジュースなど人工甘味料（果糖ぶどう糖液糖）入りの食品を避ける

気を付ける食品はそれほど多くありません。慣れれば、食事制限というよりも、好みの範囲内で食材が分けられます。日本人の場合は、主食の米とおかずの肉魚や卵が食べられるので、苦労は少ないでしょう。

天ぷらなどはスペルト小麦や米粉を使えば、普通に揚げることができます。中華などで小麦粉をはたいて炒めるなどの調理は、小麦粉をスペルト小麦や米粉に入れ換えます。

最近は米粉１００％のパンや麺、パスタが売られるようになりました。フォーやビーフンは米粉なので、低フォドマップです。

その特性をうまく生かして、ご自宅で作ることのできる、低フォドマップ食のレシピをいくつか紹介します。ただし、ＩＢＳの便秘型では、腸が詰まる可能性があるので、少量にとどめてください。

バター・砂糖・卵・牛乳なし！
バナナケーキ

バター・卵・牛乳なし！
お砂糖ゼロでやさしい甘さのバナナケーキ

材料（15cm丸型1台分）

バナナ（ホイッパーやフォークの背でピューレ状にしたもの）…150g〜お好みで
水…165g
サラダ油（菜種油）または米油…45g
薄力粉…150g
ベーキングパウダー（アルミニウムフリー）…8g
トッピング用のバナナ（スライス）…適量

作り方

1 オーブンを180℃に予熱し、バナナはピューレ状にしておきます。
薄力粉とベーキングパウダーはふるっておきます。

2 ボウルにバナナと水を入れて混ぜ、さらにサラダ油を加えてよく混ぜます。

3 薄力粉とベーキングパウダーを加えてよく混ぜます。

4 薄くサラダ油（分量外）を塗った型に流し入れ、スライスしたバナナを載せます。

5 180℃のオーブンで40〜50分焼けば、完成です！

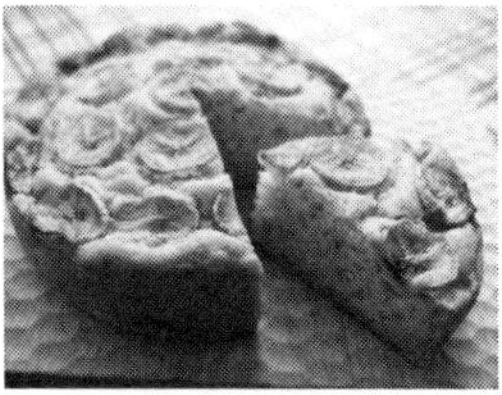

グルテンフリー☆私の好きな米粉食パン

ミックス粉、増粘剤不使用！　米粉があれば作れます、風味豊かな自慢の米粉パン

材料　（18×6×9のパウンドケーキ型1台分）

米粉（グルテン不使用のもの）…100g×2
砂糖…20g
インスタントドライイースト…3g
卵…1個
アーモンドミルク…100g（要調節）
塩…2g
溶かしバターまたはマーガリン（無塩）…25g

※パン用米粉には、グルテンが含まれている場合があります。原材料の確認をしてください。

作り方

1 アーモンドミルクはひと肌に温め、バターまたはマーガリンは、電子レンジか湯煎にかけ、溶かしておきます。

2 ボウルに米粉100gと砂糖、卵、ドライイースト、アーモンドミルクを合わせ、木べらでグルグルかき混ぜます。

3 別の器で米粉100gと塩を混ぜておき、2に加えます。

4 ひと肌に冷ました溶かしバターかマーガリンを加えて、なめらかになるまで混ぜたら、生地のでき上がりです。

5 ボウルにラップをしたら、オーブンの発酵機能40℃で30分または室温で一次発酵させます。30分経ったら、薄く油脂（分量外）を塗ったパウンド型に流し入れ、40℃で20分間、二次発酵させます。

6 190℃に予熱したオーブンに入れ、25分焼きます。型から外し、粗熱が取れたら完成です！ 翌日も硬くならず、おいしい米粉パンです。

米粉たこ焼きシーチキンソース

小麦粉の代わりに米粉、ソースはシーチキンで作った低フォドマップたこ焼きです。

材料 （約25個分）

米粉…100g
ベーキングパウダー…小さじ半分(1〜2g)
だし汁…300g
卵…1個
たこ…100g
塩…適量

［ソース］ シーチキン1缶、醤油大さじ1、黒こしょう少々、レモン

作り方

1 基本はたこ焼きと同じ。米粉とベーキングパウダー、だし汁、卵を混ぜる。

2 ソースの材料は混ぜるだけ。味が物足りなければ、塩を足す。

3 たこ焼き器に溶いた粉を入れ、ぶつ切りにしたたこを入れて焼く。

4 皿に並べてソースをかける。お好みで青のり。なお、ねぎ、天かすは高フォドマップなので使わない。

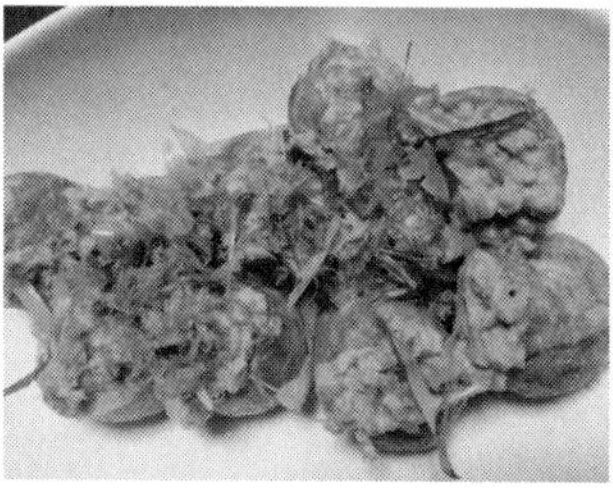

肉・魚・卵は問題ナシ

ステーキも刺身も卵焼きも制限はありません。ただし調味料のソースなどは気を付けてください。ほとんどの焼き肉のたれやドレッシングには、増粘多糖類が使われています。調味料は自作するか、自然食品店の製品を選ぶといいでしょう。

外食で気を付けること

うなぎや煮魚は低フォドマップ食ですが、使われているタレに、ソルビトールなどが使われていることがあります。専門店は問題ないと思われますが、チェーン店やスーパーは要注意です。

市販のパンは小麦粉を確認

高フォドマップのフルクタンを避けるべきなので、市販のパンが食べられません。発酵が完全ではなく、小麦のフルクタンが残っているためです。しかし完全に発酵してしまえば、腸内で発酵しないため、問題はありません。

普通の小麦粉パンでは腹部症状を生じるIBSの人でも、小麦粉にスペルト小麦という古代の小麦で一般的な小麦粉よりもフルクタンの少ないものを使い、サワードウで完全発酵したパンなら食べることができます。潰瘍性大腸炎やクローン病でも、一般の小麦粉パンよりも症状を起こしにくくなります。

発酵がどこまで進んでいるかが重要なポイントなのです。

間違えやすいこんにゃく

繊維質の代表として、こんにゃくが挙げられます。こんにゃくには不溶性食物繊維が含まれており、イヌリン同様に危険なイメージがありますが、こんにゃくの繊維質であるグルコマンナンはほとんど発酵しません。そのために低フォドマップ食に分類されています。

絹ごしは高フォドマップ、木綿は低フォドマップ

木綿豆腐も絹ごし豆腐も、どちらも大豆が原料なのに、絹ごしは高フォドマッ

プ、木綿は低フォドマップに分類されます。
大豆をはじめとして豆類にはオリゴ糖が含まれているため、高フォドマップに分けられますが、木綿豆腐は豆腐を作る際に水分を抜くため、オリゴ糖も水と一緒に抜けます。そのため、低フォドマップに分類されます。水を抜かない絹ごし豆腐はオリゴ糖を多く含んでいるので、高フォドマップ食材です。

納豆もオリゴ糖を分解してしまい、成分としては含んでいませんが、納豆菌自体が非常に活性の強い菌なので、IBS患者は避けるべき食品となります。

発酵ブームとIBS

腸の中のお花畑というイメージで腸内フローラという言葉が流行りました。腸内フローラには、悪玉菌、善玉菌、日和見菌の3つがあって、善玉菌を増やすために発酵食品や食物繊維をたくさん食べましょう、というのが今でも言われているわけです。腸内フローラ＝腸内細菌叢です。そして、善玉菌は、必ずしも善ではない、特にIBSでは、善玉菌が増える食べ物が症状の原因になります。今までは大丈夫でも急にIBSを発症する人も多いのです。コンビニで売っていた本に「善玉菌を増やせば一生薬いらず、医者いらず」と書いていましたが、私は「低フォドマップ食で一生薬いらず、医者いらず」と信じています。

低フォドマップ食品を買うには?

低フォドマップ食はまだ認知度が低く、対応している食品メーカーはほとんどありません。その中で、低フォドマップに対応した食品を販売してるところをご紹介します。

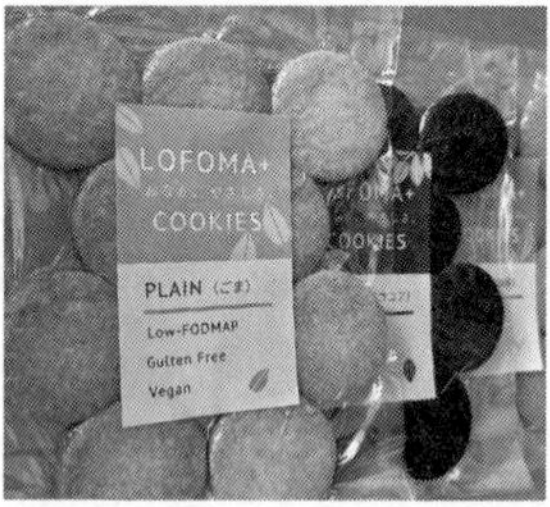

LOFOMA+COOKIES
(ロフォマクッキー)

販売元：東洋物産株式会社

https://www.
toyotamago.jp/

ブランジュリ
ロワゾー・ブルー

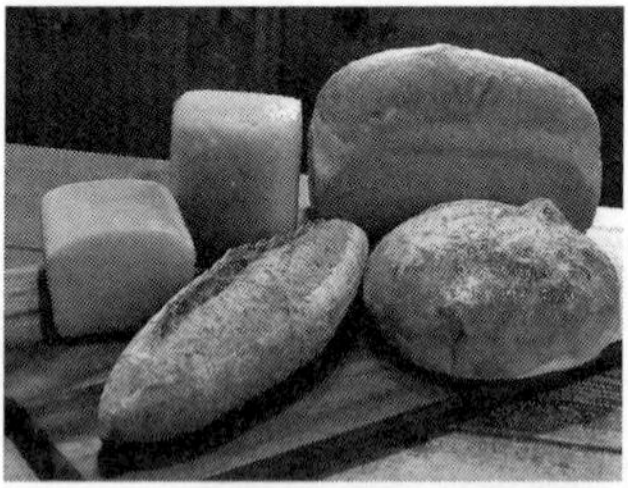

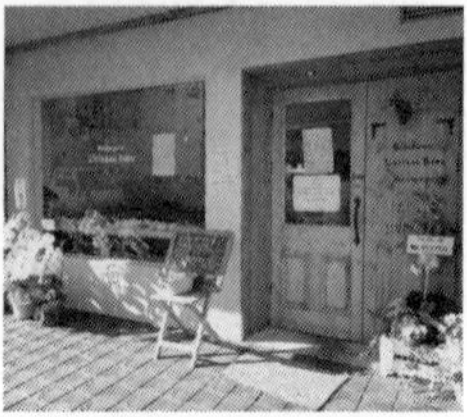

古代小麦のスペルト小麦を使ったパンを焼くベーカリー。スペルト小麦は低フォドマップの食材で、IBS患者でも安心して食べることができます。通販も行っているので、遠方の方はそちらを利用ください。

所在地：〒603-8832 京都府京都市北区
大宮南田尻町53 大央ビル 101

https://ja-jp.facebook.com/
BoulangerieLoiseaubleu/
※営業日はFB内でご確認いただけます。

あとがき～それでも地球は回っている～

2014年、三井出版から発刊された『わかりやすい食品機能学』という本の中で、「善玉菌・悪玉菌」を否定する文章が掲載されました。編者は、森田英利氏（麻布獣医大学教授）と田辺創一氏（広島大学大学院生物圏科学研究科教授）です。

日本人の常識はメディアによって動かされます。そのため、メディアが扱わない話は誰も知りません。私が若い人の胃カメラ検査後に、「あなたの胃にピロリ菌がいるようです」と言っても、「ピロリ菌って何ですか？」と言われます。もはや、メディアが扱わなくなったので若い人は、ピロリ菌を知らないのです。また、お腹の具合が悪いというので、「過敏性腸症候群かもしれない」と言うと、「それって、何ですか？」と、やはり聞かれます。

国民の1割以上に存在する病気を、国民は知らないのです。そして、自分の病名もわからないまま、「お腹に良い」とするCM商品にすがり付きます。しかし、それがかえって悪影響を及ぼす危険性もあることを、誰も言いません。そのため、医者目線ではなく、できるだけ、わかりやすく、読みやすい本が必要だと思いました。この本は、その目的を達成できたように思います。

世界には、言いたいことが言えない国があります。正しいことが伝えられない国があります。それは独裁国家だけの話でしょうか？　いいえ、自由経済主義の国であってもそうです。お金の力で人は見ざる、聞かざる、言わざるになります。

2022年、私は国際医学雑誌でこう書きました。

「私は低FODMAP食の論理的妥当性を確信し、日本での普及のため、2014年に日本で商標を取得し、情報発信や啓蒙活動を行ってきました。しかし、当初から、その普及の最大の障壁は、日本の黄金律である〝善玉菌〟だったのです。〝オリゴ糖、乳糖、乳酸菌を摂取することで、腸内の善玉菌が増え、腸内環境が改善され、便通異常がなくなるだけでなく、免疫力が高まり、健康増進につながる〟というものです。このような発言は、1991年からプレバイオティクスを〝特定保健用食品〟

として推進してきた日本の厚生労働省の方針です。この30年間、企業の専門家の解説をバックにしたプロパガンダが、大メディアを通じて日常的に流され、多くの日本人の心に浸透してきました。そのような社会の中で、私が〝体内で発酵する糖質は腸に悪い〟と言うと、〝信じられない〟と言われます。ここ数年、私はガリレオ・ガリレイのような心境を体験しています」

ガリレオは最後には、地球は回っていないと言ったとされていますが、私は最後まで地球は回っていると言い続けたいと思います。

最後にこの本を提案し、構成し、完成させてくれたサイエンスライターの川口友万さんに心から感謝します。また、御協力いただいた日本低フォドマップ食推進会の皆様と妻のネネに感謝します。

みんな、本当にありがとう。

低フォドマップ食の商標に関する問い合わせは、
宇野のブログ「宇野コラム」をご参照ください。
宇野コラム　http://blog.livedoor.jp/yoshiharu333/

フォドマップ提唱以降の研究

フォドマップが腸に悪影響をおよぼす証拠は年々増え、低フォドマップ食でIBSが改善している事例も、大量に集まっています。

1998年：米国のIBSの3分の1に乳糖不耐症がある[141]
1998年：IBSは過発酵が原因[142]
2000年：乳糖、果糖、ソルビトールでIBSを悪化[143]
2000年：日本(千葉大)からIBSでガスが多い[144]
2005年：モナッシュ大ギブソンらがFODMAPの用語を使用[117]
2006年：果糖とソルビトールで下痢とガス発生[145]
2007年：乳糖不耐症ではFODMAP制限食で下痢改善[146]
2008年：IBSに果糖とフルクタンの減少で症状軽快[147]
2009年：低FODMAP食は、潰瘍性大腸炎、クローン病の症状を改善[148]
2010年：総量50グラムのFODMAPはガス多量発生[149]
2010年：高FODMAP(11〜36グラム)の経管栄養剤は下痢61パーセント[150]
2011年：英国IBSガイドライン指導食よりも低FODMAP食が有効[151]
2012年：米国レビューでIBSに低FODMAP食が有用[152]
2013年：低FODMAP食でIBSの72パーセントが症状改善[153]
2013年：ローマ財団が低FODMAP食をIBSで最も安全で有効な治療と認定[154]
2014年：韓国で低FODMAP食紹介[155]
2014年：果糖は1時間、フルクタンは6時間でガスがピーク[156]
2014年：低FODMAPで腸内細菌叢が変化する[120]
2015年：低FODMAP食の集団指導は個人指導同様に有効[157]

2015年：IBSではグルテンフリーより低FODMAP食が有効[158]
2016年：大腸憩室症で低FODMAP食の有効性を示唆（宇野）[159]
2016年：プロバイオティクスと低FODMAPはパラドックス[160]
2016年：英国栄養士協会はIBSに低FODMAP食を推奨[161]
2016年：豪とカナダからアスリートの食事に低FODMAP食を推奨[162]
2016年：韓国のTV放送でIBSでの低FODMAP食を推奨[163]
2017年：ノッテンガム大学からMRIによる高FODMAP後の腸容量を測定[164]
2017年：子宮内膜症に低FODMAP食が有効[165]
2017年：6週間の低FODMAP食で慢性炎症性腸疾患のIBS様症状が軽減[166]
2017年：線維筋痛症に対する低FODMAP食の有効性を確認[167]
2017年：ヨガと低FODMAP食がIBSに有効な理由（宇野）[168]
2018年：高FODMAPはLPS由来の腸炎と内臓過敏症を誘発する[169]
2018年：放射線性腸炎への低FODMAP食の作用機序（宇野）[170]
2018年：サワードウによる低FODMAPパンの研究[171]
2018年：母親の低FODMAP食で乳児疝痛の症状改善[172]
2019年：運動関連胃腸症状に低FODMAP食が有効[173]
2019年：関節過敏性症候群に低FODMAP食が有効[174]
2019年：IBSに対するプレバイオティクスの有用性の証拠なし[175]
2019年：IBSでは低FODMAP食だけではなく食物繊維を控えることを提言（宇野）[176]
2019年：炎症性腸疾患での低FODMAP食作用機序の仮説を公開（宇野）[177]

2019年：国際スポーツ栄養学学会がグルテンフリーではなく低FODMAP食を選手に推奨[178]
2020年：低FODMAP食でIBSのペプチドYYが改善する[179]
2020年：プレバイオティクスはFODMAP量を増加させる[180]
2020年：ポーランドのネット検索で低FODMAP食が食事療法で急上昇[181]
2020年：高FODMAP食では大腸内視鏡検査の大腸洗浄に時間を要す[182]
2020年：逆流性食道炎に低FODMAP食が有効である理由（宇野）[183]
2020年：IBSの下痢型、便秘型などの違いはFODMAPの成分の摂取量に違いがあることが判明[184]
2021年：米国大学消化器病学会ガイドラインでIBSでの低FODMAP食治療を推奨[185]
2021年：低FODMAP食でうつ症状、対人不安などの心理問題が改善する[186]
2021年：IBSにグルテンが無関係であると証明[187]
2021年：高FODMAPが粘膜バリア障害を引き起こす[188]
2022年：便失禁に対する低FODMAP食の有用性[189]
2022年：米国消化器病学会は低FODMAP食をIBSで最もエビデンスのある治療と認定[190]
2022年：アジアにはアジア特有の低FODMAP食の提案[191]
2022年：低FODMAP食の理論のパラダイムシフトを提案（宇野）[132]

参考文献

1. 佐々木大輔（編）. 過敏性腸症候群. 2006, 中山書店.
2. Wei Z, et al. Clin Transl Gastroenterol. 2020 Dec;11(12): e00278.
3. 日本消化器病学科学会(編). 機能性消化管疾患診療ガイドライン：2020, 改定第2版.
4. 光岡知足. 人の健康は腸内細菌で決まる！ 2011, 技術評論社.
5. 光岡知足. 理研における腸内胃菌叢の研究のあゆみ. 理化学研究所ニュース 1984；75:1-5.
6. Harmsen HJ, et al. Appl Environ Microbiol. 2002;68(6):2982-2990.
7. Goldstein EJC, et al. Clin Infect Dis. 2015;60 Suppl 2:S98-107.
8. 池見酉次郎, 他. 大腸機能異常より見た便秘と下痢. 治療 1956;38:801-8.
9. 小坂樹徳, 他. 現代の内科診断学. 1981, 金原出版.
10. Labus JS, et al. Microbiome 2017 May 1;5(1):49.
11. Koliada A, et al. BMC Microbiol. 2021; 21: 131.
12. Casén C, et al. Aliment Pharmacol Ther. 2015 Jul; 42(1):71–83.
13. Ringel-Kulka T, et al. Am J Gastroenterol. 2015;110:1339-46.
14. Farmer AD, et al. World J Gastroenterol. 2014;20(17):5000-7.
15. Uno Y. Indian J Gastroenterol. 2017;36(2):69-74.
16. Uno Y, Nakamura M. The Japanese low FODMAP diet manual. Cambridge Scholars Publisher, 2019.
17. Uno Y. Open Journal of Gastroenterology 2015; 5 No.11.
18. Tana C, et al. Neurogastroenterol Motil. 2010; 22: 512-519.
19. 福土 審. 過敏性腸症候群と腸内細菌叢. 腸内細菌学雑誌 2018;32 : 1-6.
20. Zhou S, et al. J Clin Invest. 2018;128(1):267–280.
21. Neelands TR, et al. Mol Pain. 2005 Sep 28;1:28.
22. Wouters MM, et al. Gastroenterology 2016;150:875-87.e9.
23. Matsumoto K, et al. Am J Physiol Gastrointest Liver

Physiol. 2009; 297:G348-60.
24. Duan R, et al. Clin Transl Gastroenterol. 2019;10(2):e00012.
25. Sugitani Y, et al. J Clin Biochem Nutr. 2021; 68(2): 187-192.
26. Brotherton CS. J Gastroenterol. 2015; 50: 491.
27. Parker BJ, et al. Front Immunol. 2020;9;11:906.
28. Naseribafrouei A, et al. Neurogastroenterol Motil. 2014;26:1155-62.
29. 宇野良治. 過敏性腸症候群の低フォドマップ食. Bccks, 2016.
30. Eckburg PB, et al. Science 2005 Jun 10;308(5728):1635-8.
31. 江原絢子,東四柳祥子. 日本の食文化史年表. 2011. 吉川弘文館,
32. 尾崎隼人, 他.日本大腸肛門病会誌 2019;72:609-614.
33. Zhu L, et al. Physiol Genomics 2014;46(18):679-86.
34. Savaiano DA. Am J Clin Nutr. 2014:99;1251S–1255S.
35. 服部正平, 西崎傑. 腸内細菌叢と臨床医学. 医学のあゆみ(別冊),医歯薬出版, 2018,25-30.
36. Bewtra M, et al. Clin Gastroenterol Hepatol. 2007;5:597-601.
37. Kato K, et al. PLoS One 2018;19;13(10):e0206189.
38. Lim MY, et al. mSystems. 2021; 6: e00179-21.
39. Yen HH, et al. Intest Res. 2019;17:54-62.
40. Wang W, et al. J Clin Microbiol. 2014;52:398-406.
41. Nishino K, et al. J Gastroenterol. 2018;53:95-106.
42. Odamaki T, et al. BMC Microbiol. 2016;16:90.
43. Castro-Herrera VM, et al. Front Immunol. 2021;12:643321.
44. Fuller R. J Appl Bacteriol. 198;66(5):365-78.
45. Bezkorovainy A. Am J Clin Nutr. 2001;73(2 Suppl):399S-405S.
46. Ito M, et al. Microb Ecol Health Dis. 1990:3, 285-292
47. Gibson GR, et al. Gastroenterology 1995;108:975-82.
48. Ziegler E, et al. J Pediatr Gastroenterol Nutr. 2007;44:359-64.
49. Guandalini S. Front Med (Lausanne). 2014;1:23.
50. https://www.healthline.com/health-news/how-safe-are-probiotics-for-you

51. Eckburg PB, et al. Science 2005;308:1635-1638.
52. Walter J. Appl Environ Microbiol. 2008;74: 4985–4996.
53. Frank DN, et al. Curr Opin Gastroenterol. 2008;24:4-10.
54. Elliott DRF, et al. Lancet Gastroenterol Hepatol. 2017;2:32-42.
55. Li ZP, et al. World J Gastrointest Oncol. 2021;13:1099-1108.
56. Wagner M, et al. Cell Rep. 2020;30(8):2743-2757.e
57. Pérez-Tomás R, et al. Cancers (Basel). 2020;12:3244
58. Kartal E, et al. Gut. 2022;71:1359-1372.
59. Hezaveh K, et al. Immunity. 2022;55(2):324-340.e8.
60. Ishikawa H, et al. Nutrients. 2020; 12(6): 1599.
61. Besselink MG, et al. Lancet. 2008;371:651-659.
62. Chen X, et al. J Dairy Sci. 2010;93:5627-34.
63. Giraud E, et al. Appl Microbiol Biotechnol. 1991;36:96-99.
64. Hu LY, et al. Ann Epidemiol. 2015;25(12):924-8.
65. Chang, H-C et al. Br J Cancer. 2015;112: 171-6.
66. Park JY, et al. Sci Rep. 2022;12 4285.
67. Watanabe T, et al. Gastroenterology. 1998;115(3):642-8.
68. Elfvin A, et al. Scand J Gastroenterol. 2005;40(11):1313-20.
69. Castaño-Rodríguez N, et al. Sci Rep. 2017 21;7(1):15957.
70. Yoo JY, et al. Cancers (Basel). 2020 12(4): 996.
71. https://bifidus-fund.jp/meeting/pdf/22th/11_simin-2.pdf
72. Wang S, et al. Geroscience. 2020;42(1):333-352.
73. Prospero L, et al. Nutrients. 2021;13(7):2469.
74. Rao SSC, et al. Clin Transl Gastroenterol. 2018;9(6):162.
75. https://www.smilenavigator.jp/asd/abc/
76. Tomova A, et al. Physiol Behav. 2015;138:179-87.
77. Xu M, et al. Front Psychiatry. 2019 Jul 17;10:473.
78. Abdelli LS, et al. Sci Rep. 2019;9(1):8824.
79. https://www.cbsnews.com/newyork/news/processed-foods-autism-link-study/
80. 内藤裕二. すべての臨床医が知っておきたい腸内細菌叢. 2021. 羊土社.
81. Naito Y, et al. J Clin Biochem Nutr. 2018; 63(1): 33–35.
82. Cani PD, de Vos WM. Front Microbiol. 2017;8:1765.
83. Candela M, et al. Br J Nutr. 2016;116(1):80-93.

84. Nishiwaki H, et al. Mov Disord. 2020;35(9):1626-1635.
85. Pellegrini C, et al. NPJ Parkinsons Dis. 2022;8(1):9.
86. Desai MS, et al. Cell. 2016;167(5):1339-1353.e21.
87. 坪井義夫, 他. 神経治療 2022;39:27-30.
88. Wills AM, et al. J Neurol. 2017; 264(8): 1746–1753.
89. https://epi.ncc.go.jp/can_prev/evaluation/2830.html
90. Knudsen K, et al. J Parkinsons Dis. 2017;7(2):359-367.
91. 宇野良治. ピロリ菌除菌問題. Office Uno Column, 2020.
92. Chen Y, et al. Gut. 2013;62:1262-9.
93. https://www.youtube.com/watch?time_continue=6&v=ZqiBAWXuUis&feature=emb_title
94. Takahashi Y. et al. Gastric Cancer. 2022;25(3):481-489.
95. Fukase K. Lancet. 2008;372(9636):392-7.
96. Uno Y. Gastroenterology. 2020;159(1):404-405.
97. Bik EM, et al. Natl Acad Sci USA. 2006;103(3):732-7.
98. Uno Y. Cancer Med. 2019; 8(8): 3992–4000.
99. Dicksved J, et al. J Med Microbiol. 2009 Apr;58(Pt 4):509-516.
100. Yu G, et al. Front Cell Infect Microbiol. 2017;7:302.
101. Vinasco K, et al. Biochim Biophys Acta Rev Cancer. 2019;1872(2):188309.
102. Park JY, et al. Sci Rep. 2022; 12: 4285.
103. Li TH, et al. Sci Rep. 20171;7:44935.
104. Guo Y, et al. Gut. 2020;69(9):1598-1607.
105. Watanabe T, et al. Gastric Cancer. 2021; 24(3): 710–720.
106. Ng QX, et al. World J Gastroenterol. 2019;25(37): 5702-5710
107. Li XX, et al. PLoS One. 2009;4(11):e7985.
108. Zhang Z, et al. Appl Biochem Biotechnol. 2022;194:1510-1526.
109. Wu J, et al. Dis Markers.2020;2020:3461315.
110. Singh V, et al. Cell. 2018;175(3):679-694.e22.
111. Tsubono Y, et al. Br J Cancer. 2005;92:1782-1784.
112. Yao Y, et al. Cochrane Database Syst Re. 2017;1(1):CD003430.
113. Dexter DL, et al. Cancer Res. 1981;41(3):808-12.
114. Freeman HJ. Cancer Res. 1986;46(11):5529-32.

115. Belcheva A, et al. Cell. 2014;158:288-299.
116. Okumura S, et al. Nat Commun. 2021;12(1):5674.
117. Gibson PR, Shepherd SJ. Aliment Pharmacol Ther. 2005;21(12):1399-409.
118. Ong DK, et al. J Gastroenterol Hepatol. 2010;25(8):1366-73.
119. Mäkinen KK. Int J Dent. 2016; 2016: 5967907.
120. Halmos EP, et al. GUT. 2015;64(1):93-100.
121. Staudacher HM, et al. Gastroenterology. 2017;153(4):936-947
122. Wang Y, et al. Nutr Diabetes. 2019 ;9(1):19.
123. Haenen DM et al. J Nutr. 201;143(3):274-83.
124. Gibson GR, Roberfroid MB. J Nutr. 1995;125(6):1401-12.
125. Kneepkens CM, et al. Arch Dis Child. 1984;59(8):735-8.
126. Rumessen JJ , et al. Gut. 1986 Oct;27(10):1161-8.
127. Stone-Dorshow T, et al. Am J Clin Nutr. 1987;46(1):61-5.
128. Pedersen A, et al. Br J Nutr. 1997 Aug;78(2):215-2
129. https://en.wikipedia.org/wiki/Cyclamate#cite_note-5
130. Roe FJ, et al. Food and Cosmetics Toxicology 1970;8:135-145.
131. https://www.caa.go.jp/policies/policy/food_labeling/health_promotion/pdf/food_labeling_cms206_200602_02.pdf
132. Uno Y. J Gastroenterol Hepatol. 2022 May;37(5):954.
133. Loo EXL, et al. Int Arch Allergy Immunol. 2020;181(1):31-42.
134. Halder SLS, et al. Am J Gastroenterol. 2013;108:270-276.
135. Mulak A, et al. World J Gastroenterol. 2014; 20: 2433–2448.
136. Khayyat Y, et al. Oman Med J. 2015;30(2):115-118.
137. So D, et al. J Nutr Sci. 2022; 11: e15.
138. Vervier K, et al. Gut. 2021;gutjnl-2021-325177.
139. Shin DW, et al. Evid Based Complement Alternat Med. 2018.15;2018:9147914.
140. Tanaka Yi et al. Medical gas research. 2021;11: 138-144.
141. Vesa TH, et al. Am J Clin Nutr. 1998;67(4):710-5.
142. King TS, et al. Lancet. 1998;352:1187-9.
143. Young GP. Asia Pac J Clin Nutr. 2000; Suppl 1;S76-82.

144. Koide A, et al. Am J Gastroenterol. 2000;95(7):1735-41.
145. Madsen JL, et al. Dig Dis Sci. 2006;51(1):147-53.
146. Croagh C, et al.　Inflamm Bowel Dis. 2007 Dec;13(12):1522-8.
147. Shepherd SJ, et al. Clin Gastroenterol Hepato. 2008 ;6:765-71.
148. Gearry RB, et al. J Crohns Colitis. 2009 Feb;3(1):8-14
149. Ong DK, et al. J Gastroenterol Hepatol. 2010;25(8):1366-73.
150. Halmos EP, et al. Aliment Pharmacol Ther. 2010t;32(7):925-33.
151. Staudacher HM, et al. J Hum Nutr Diet. 2011 Oct;24(5):487-95.
152. Magge S, et al. Gastroenterol Hepatol (N Y). 2012;8:739-45.
153. de Roest, RH et al. Int J Clin Pract. 2013;67(9):895-903.
154. Simrén M, et al. Gut. 2013;62(1):159-76.
155. Kim JH, et al. Korean J Gastroenterol. 2014;64(3):142-7.
156. Murray K, et al. Am J Gastroenterol. 2014;109(1):110-9.
157. Whigham L, et al. J Hum Nutr Diet. 2015;28(6):687-96.
158. Giorgio RD, et al. Gut. 2016 Jan;65(1):169-78.
159. Uno Y, van Velkinburgh JC. World J Gastrointest Pharmacol Ther 2016; 7(4): 503-512
160. Staudacher HM. Proc Nutr Soc. 2016;75(3):306-18.
161. McKenzie YA, et al. J Hum Nutr Diet. 2016 Oct;29(5):549-75.
162. Lis D, et al. Appl Physiol Nutr Metab. 2016 Sep;41(9):1002-4.
163. https://www.youtube.com/watch?v=YMA3IO04X-A
164. Spiller R. F1000Res. 2016 Apr 29;5:F1000 Faculty Rev-780.
165. Moore JS, et al. Aust N Z J Obstet Gynaecol. 2017;57:201-205.
166. Pedersen N, et al. World J Gastroenterol. 2017;23:3356-3366.
167. Marum AP, et al. Nutr Hosp. 2017;34(3):667-674.
168. Uno Y. Aliment Pharmacol Ther. 2018 Feb;47(3):444-445.
169. Dickson I. Nat Rev Gastroenterol Hepatol. 2018

Feb;15(2):68
170. Uno Y. Scand J Gastroenterol. 2018 Mar;53(3):377-378
171. Menezes LAA, et al. Front Microbiol. 2018 Aug 21;9:1972.
172. Iacovou M, et al. J Hum Nutr Diet. 2018;31(2):256-265.
173. Wiffin M, et al. J Int Soc Sports Nutr. 2019 Jan 15;16(1):1.
174. Fragkos KC, et al. Gastroenterology Res. 2019;12(1):27-36.
175. Ooi SL, et al. Complement Ther Med. 2019 Apr;43:73-80.
176. Uno Y. Am J Gastroenterol. 2019 Sep;114(9):1553-1554.
177. Uno Y. Med Hypotheses. 2019 Nov;132:109324.
178. Lis DM. Sports Med. 2019 Feb;49(Suppl 1):87-97.
179. El-Salhy M. Neuropeptides. 2020 Feb;79:101973.
180. Vandeputte D, Joossens M. Microorganisms. 2020;8(11):1638.
181. Kamiński M, et al. Nutrition. 2020;79-80:110759.
182. Cheng P, et al. Gastroenterol Res Pract. 2020 22;2020:1612040.
183. Uno Y. Neurogastroenterol Motil. 2020;32(3):e13772.
184. Nybacka S, et al. Nutrients. 2020;13(1):27.
185. Lacy BE, et al. Am J Gastroenterol. 2021;116(1):17-44.
186. Aranburu E, et al. Nutrients. 2021 May 31;13(6):1894.
187. Alkalay MJ. Nutrients. 2021 Dec 21;14(1):2.
188. Prospero L, et al. Nutrients. 2021 Jul 19;13(7):2469.
189. Menees SB, et al. Clin Transl Gastroenterol. 2022;13:e00454.
190. Chey WD, et al. Gastroenterology. 2022;162(6):1737-1745.e5.
191. Jung KW, Myung SJ. Intest Res. 2022 May 31.

著者

宇野良治　Uno Yoshiharu

医師・医学博士。北里大学医学部医学科卒業。2001年まで弘前大学医学部および附属病院勤務（助教）、その後、東邦大学大森病院客員講師、北京軍区総病院客員教授、米国ユタ大学客員教授、日鋼記念病院消化器センター長などを経て、2015年からフリーランスの内視鏡医。2014年、過敏性腸症候群の治療食である「低フォドマップ食」の商標を取得。問い合わせなどはブログに掲載。
宇野コラム　http://blog.livedoor.jp/yoshiharu333/

企画・構成

川口友万　Kawaguchi Tomokazu

サイエンスライター。著書に『ホントにすごい！　日本の科学技術』（双葉社）、『みんなのためのストレスチェック制度 明解ハンドブック』（双葉社）、『ラーメンを科学する』（カンゼン）など多数。

宝島社新書

乳酸菌と食物繊維が腸を壊す
（にゅうさんきんとしょくもつせんいがちょうをこわす）

2022年10月21日　第1刷発行

著　者　宇野良治
発行人　蓮見清一
発行所　株式会社　宝島社
〒102-8388 東京都千代田区一番町25番地
電話：営業　03(3234)4621
編集　03(3239)0646
https://tkj.jp
印刷・製本　中央精版印刷株式会社

ISBN 978-4-299-03510-3